DR. MED. ELLEN FISCHER

Verspannungen sanft lösen

Selbsthilfe mit osteopathischen Techniken

2. Auflage

humboldt

EIN WORT ZUVOR

Wie fühlen Sie sich? Nehmen Sie sich Zeit, um die Signale Ihres Körpers wahrzunehmen? Das wäre schon mal ein guter Anfang auf dem Weg zum Wohlbefinden. In der Schule lernen wir lesen, schreiben und rechnen. Im Laufe der Zeit lernen wir eine Vielzahl von Werkzeugen und Maschinen zu benutzen, wie Haushaltsgeräte, Smartphones, Computer und Autos, die alle immer komplizierter werden. Während man früher nur eine Wählscheibe drehen musste, gehört inzwischen zu jedem Telefon eine 60-seitige Gebrauchsanweisung. Aber eine Bedienungsanleitung für unseren eigenen Körper bekommen wir üblicherweise nicht. Im Gegenteil! Indirekt wird uns schon in der Schule beigebracht, den Körper und seine Bedürfnisse über weite Strecken zu ignorieren.

Die meisten von uns machen sich keine Gedanken über das komplexe Wunderwerk des Organismus – solange ihr Körper reibungslos funktioniert. Als Medizinerin erlebe ich immer wieder, dass Menschen mit der Erwartung in die Praxis kommen: Der Doktor soll es richten! Dabei kann der Arzt oft gar nichts machen – trotz aller Fortschritte der modernen Medizin. Denn mehr als die Hälfte der Patienten kommen mit sogenannten funktionellen

Beschwerden in die Sprechstunde, die auf einer Störung der Selbstregulation des Körpers beruhen. Wenn jemand wegen Schmerzen des Bewegungsapparats einen Arzt aufsucht, lässt sich sogar in 80 Prozent aller Fälle keine eindeutige strukturelle Ursache identifizieren. Grund für die Schmerzen sind vielmehr gestörte Spannungsverhältnisse in Muskeln und Faszien. Und diese Spannungen sind nicht nur eine Folge ungünstiger mechanischer Beanspruchung, sie spiegeln auch unsere Gedanken und Gefühle, innere Konflikte und Nöte wider. Nur die oder der Betroffene selbst kann darauf Einfluss nehmen – ein Therapeut kann bestenfalls den Weg weisen.

Dieses Buch lädt Sie ein, Ihren Körper neu zu entdecken. Je besser Sie verstehen, wie Ihr Nervensystem die Spannung des Bindegewebes – Muskeln, Sehnen, Gelenkkapseln, Bänder und die alles umhüllenden Faszien – reguliert, desto besser können Sie Verspannungen lösen und Schmerzen vorbeugen. Sie gewinnen an Beweglichkeit, Wohlbefinden und Lebensfreude.

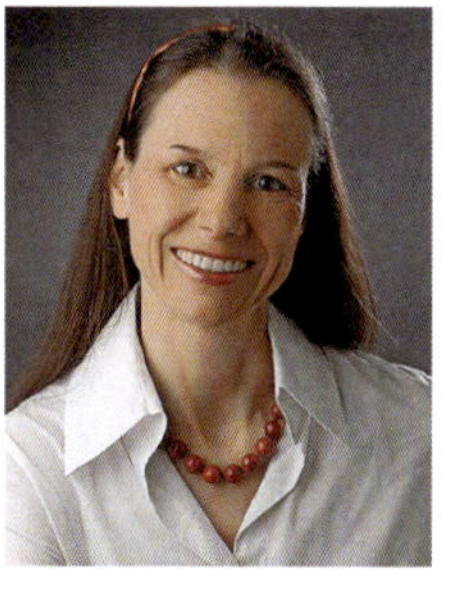

Ellen Fischer

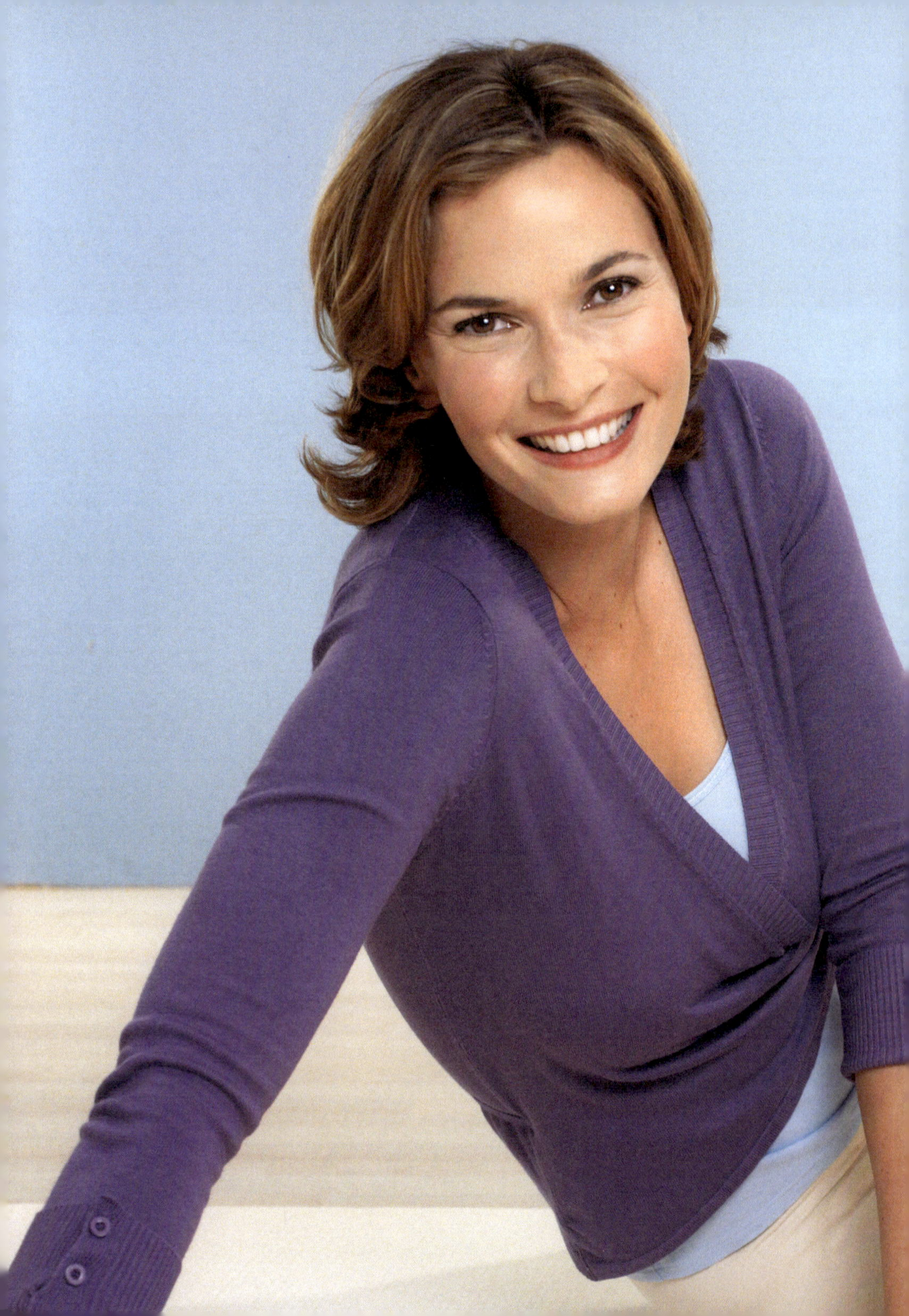

SO FUNKTIONIEREN MUSKELN

Wie und warum verspannt sich ein Muskel? Und wie entspannen Sie ihn am besten wieder? Auf den folgenden Seiten erfahren Sie, wie Ihre Muskeln aufgebaut sind und welche Einflüsse dazu führen, dass sie sich verspannen und teilweise sehr starke Schmerzen verursachen. Darüber hinaus lernen Sie die Release-Methode kennen – einen nachhaltigen Weg in die Entspannung.

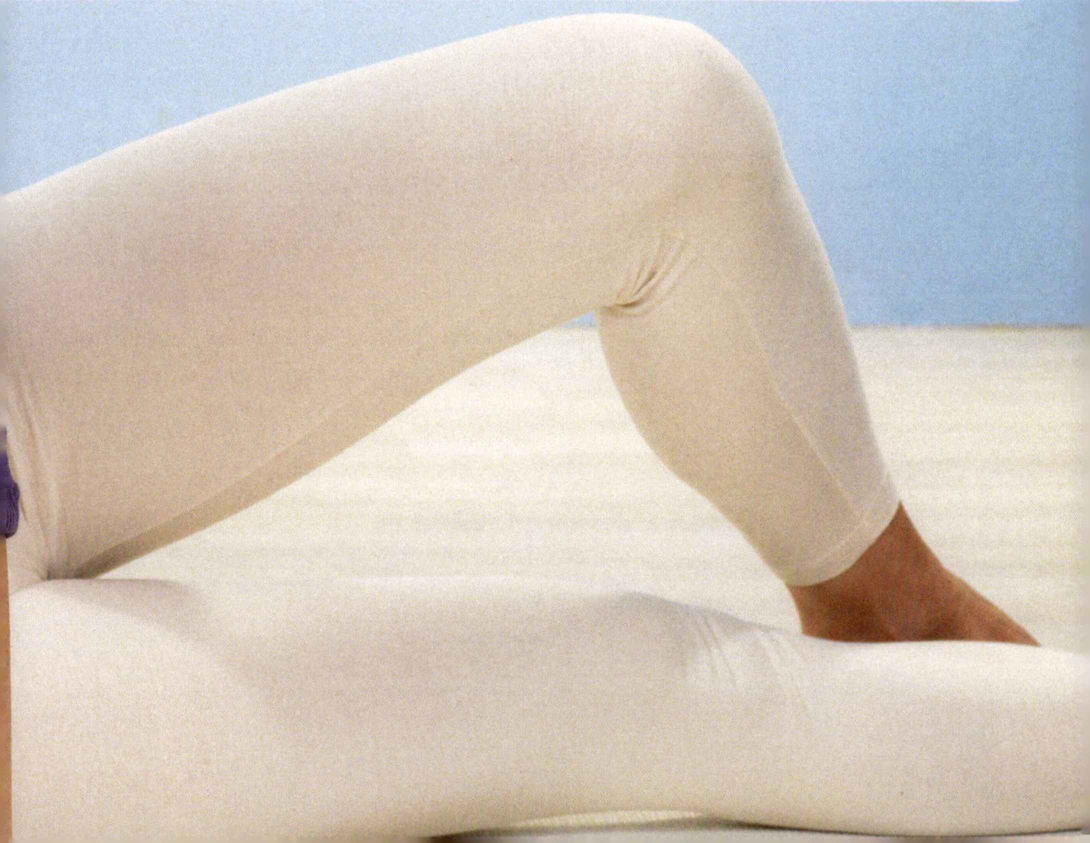

Wunderwerk Muskel

Leben ist Bewegung, ohne Bewegung gibt es kein Leben. Und weil keine Bewegung ohne Muskeln abläuft, sind sie es, die uns am Leben halten. Der Herzmuskel pumpt unermüdlich Blut durch den Körper, um ihn mit Sauerstoff und Nährstoffen zu versorgen. Muskeln in Drüsen und Organen halten den Stoffwechsel am Laufen; mit ihrer Hilfe können wir Nahrung zu uns nehmen und verdauen. Mit den Skelettmuskeln schließlich können wir atmen, uns bewegen, die Welt für uns erobern.

Der Mensch besitzt nicht weniger als 656 einzelne Skelettmuskeln; je nach Trainingszustand machen sie 25 bis 40 Prozent seiner Körpermasse aus und sind damit das größte Organsystem des Körpers. Verständlicherweise ist daher eine gute Verfassung der Muskulatur von entscheidender Bedeutung für das Wohlbefinden, die Leistungsfähigkeit und die Lebensfreude.

Eigentlich sind Muskeln recht anspruchslose Gesellen. Normalerweise geht es ihnen ohne besondere Pflege gut, solange sie tun dürfen, wofür sie geschaffen wurden: sich bewegen, und das möglichst vielseitig. Anspannen und entspannen, sich verkürzen und wieder lang werden. Doch leider gelingt es immer weniger Menschen, die natürlichen Bedürfnisse ihres Bewegungsapparates zu erfüllen. Die einen leiden unter Bewegungsmangel, weil sie den ganzen Tag am Schreibtisch sitzen und sämtliche Wege mit dem Auto zurücklegen. Andere stehen den ganzen Tag oder üben einseitige und monotone Tätigkeiten aus. All dies führt zu Muskelverspannungen und nicht selten auch zu Schmerzen.

Ihre Muskeln brauchen Pflege

Je früher Sie etwas gegen Schmerzen tun, desto leichter lassen sie sich wieder beseitigen. Zwar sind Schmerzen mit der häufigste Grund, warum wir einen Arzt aufsuchen – übrigens sind bei 80 Prozent aller Schmerzerkrankungen Muskeln die maßgebliche Ursache. Doch niemand geht sofort zum Arzt, wenn die Schulter mal wehtut oder das Knie schmerzt. Damit sich banale Muskelverspannungen nicht zu einer ernsthaften Schmerzerkrankung ausweiten, ist es also wichtig, sich selbst helfen zu können.

Die Muskulatur wirklich systematisch zu pflegen wird umso wichtiger, je älter wir werden. Bis Anfang 30 verzeihen uns die Muskeln Unachtsamkeit und Vernachlässigung noch eher, doch danach bauen sie ab, wenn wir nichts dagegen tun. Es lohnt sich also, Zeit und Mühe in diese Art von „Körperpflege“ zu investieren, denn Schmerzfreiheit und Mobilität sind entscheidend für die Lebensqualität in jedem Alter.

Fit im Alter

Neben abwechslungsreicher körperlicher Betätigung ist die Zufuhr von Eiweiß, Kalzium, B-Vitaminen und Vitamin D von entscheidender Bedeutung, um den altersbedingten Verlust von Muskel- und Knochenmasse, Kraft und Koordination möglichst gering zu halten. In der Menopause sollten Frauen auch bei ausgewogener Ernährung zusätzlich täglich 1000 I.E. Vitamin D3 einnehmen, um Osteoporose (Knochenschwund) vorzubeugen. Kalzium sollte bevorzugt über die Nahrung zugeführt werden, idealerweise 1500 mg pro Tag. Studien weisen darauf hin, dass die Einnahme von Kalzium in Form von Tabletten Gefäßverkalkungen fördert und so das Risiko von Herzinfarkten erhöht, wenn die Dosis 500 mg täglich überschreitet. Bei Frauen, die sehr früh in die Wechseljahre kommen, kann die Substitution von bioidentischen Hormonen hilfreich sein, die Körpersubstanz zu erhalten.

Wie funktioniert ein Muskel?

Wie baut ein Muskel die Spannung auf, die wir brauchen, um uns aufrecht halten und bewegen zu können? Wie wird die Spannung reguliert und warum kommt es vor, dass Muskeln sich verspannen und wehtun?

!

Lesen Sie hier, wie Ihre Muskeln aufgebaut sind und wie sie funktionieren.

Um den Zusammenhang verstehen zu können, muss man sich als Erstes mit der Anatomie des Muskels auf mikroskopischer Ebene beschäftigen, mit den kleinsten Bausteinen. Darauf aufbauend lässt sich erklären, wie Abertausende dieser Bausteine zusammengefügt werden zu einem großen Muskel, den wir subjektiv als eine Einheit erleben. Mehrere Muskeln arbeiten wiederum in sogenannten Muskelketten zusammen. Dabei nennt man Muskeln, die sich gleichzeitig zusammenziehen, um eine Bewegung auszulösen oder ein Gelenk zu stabilisieren, Synergisten. Muskeln, die eine gegenteilige Wirkung auf ein Gelenk haben, werden als Antagonisten oder Gegenspieler bezeichnet.

Die kleinste Einheit des Muskels: das Sarkomer

Der kleinste Baustein eines Muskels heißt Sarkomer und besteht aus verschiedenen Proteinfäden: einem Myosin-Filament und zwei Aktin-Filamenten. Das Myosin-Filament ist der „aktive“ Partner. An seinen Seiten befinden sich eine Reihe von „Köpfchen“, die sich wie kleine Ruder bewegen können.

Wenn nun diese Myosin-Köpfchen an den Aktin-Filamenten andocken und eine Ruderbewegung durchführen, gleitet das Myosin-Filament in die Aktin-Filamente hinein. Das Sarkomer verkürzt sich, es spannt sich an.

Eine Verspannung kommt selten allein

Ist ein Muskel schmerzhaft verspannt, hat das automatisch Folgen für die benachbarten Muskeln. Die sogenannten Synergisten versuchen den angeschlagenen Muskel zu unterstützen, ihm Arbeit abzunehmen – und können sich dabei überanstrengen. Die Gegenspieler müssen gegen die erhöhte Spannung anarbeiten und werden ebenfalls überfordert. So kann sich ein Schmerzproblem ausweiten.

Ein Sarkomer kann jedoch nicht aktiv wieder entspannen. Dazu ist es nötig, dass sich die Myosin-Köpfchen von den Aktin-Filamenten lösen – und dieser Prozess verbraucht auf der biochemischen Ebene Energie. Vergleichbar mit der Schranke eines Parkhauses, die sich nur dann öffnet, wenn das bezahlte Ticket in den Schlitz gesteckt wird, öffnet sich die Verbindung zwischen Aktin und Myosin erst durch ein Molekül mit dem komplizierten Namen Adenosintriphosphat, kurz ATP. Erst wenn sich die Verbindung gelöst hat, können äußere Kräfte – Schwerkraft oder Anspannung des muskulären Gegenspielers – das kontrahierte Sarkomer wieder in die Länge ziehen.

!

Kontraktion ist die wissenschaftliche Bezeichnung für die aktive Anspannung eines Muskels.

Ein einzelnes Sarkomer ist winzig klein. Viele von ihnen in Serie hintereinandergeschaltet und 1000 Myosin- sowie 2000 Aktin-Filamente zu einem Bündel zusammengefasst bezeichnet man als Myofibrille (Funktionseinheit der Muskelzelle). Wiederum Tausende dieser Myofibrillen bilden eine einzelne Muskelfaser.

In Serie geschaltete Sarkomere bilden eine Myofibrille.

Je nachdem, wie groß ein Muskel ist, setzt er sich aus hunderten bis mehreren tausend Muskelfasern zusammen. Und jede einzelne

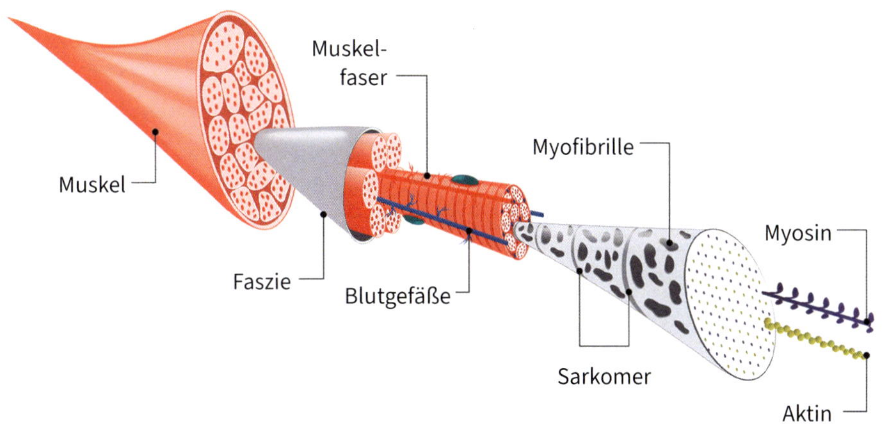

von ihnen gehorcht im Hinblick auf die Entspannung dem beschriebenen „Gesetz der Sarkomere“.

Feinmotorik und Grobmotorik

An die Muskeln unseres Körpers werden ganz unterschiedliche Anforderungen gestellt. So sind zum Beispiel die Muskeln, die unsere Augäpfel bewegen, der Prototyp eines feinmotorischen Muskels. Sie müssen keine schwere Arbeit leisten, dafür aber ungeheuer präzise arbeiten, damit wir das, was uns interessiert, auch ganz scharf sehen. Im Gegensatz dazu müssen die Muskeln des Rückens und der Beine große Kräfte aufbauen können, denn zum Beispiel beim Beschleunigen oder Bremsen, wenn wir rennen oder springen, wirken kurzzeitig Kräfte, die ein Mehrfaches des Körpergewichts betragen. Diese unterschiedlichen Anforderungen spiegeln sich auch im Aufbau und in der Ansteuerung dieser Muskeln.

Sonderfall Hände

Die feinmotorischen Muskeln der Hände neigen bei Überforderung weniger zu Verspannungen als zu unwillkürlichen Zuckungen und Krämpfen, von Medizinern „Dystonien“ genannt. Vor allem bei Musikern ist diese Störung gefürchtet.

!

Die „motorische Einheit“ ist das kleinste Funktionselement im Muskel. Sie kann bis zu 1000 Muskelfasern umfassen.

Von der Steuerungsseite betrachtet ist das kleinste Element eines Muskels die „motorische Einheit“. Sie besteht aus einer Gruppe von Muskelfasern und wird von einer einzelnen motorischen Nervenzelle, dem sogenannten α-Motoneuron, angeregt.

Eine motorische Einheit funktioniert nach dem Alles-oder-nichts-Prinzip: Wenn das α-Motoneuron den Befehl „anspannen“ gibt, ziehen sich alle Muskelfasern zusammen – jedes einzelne Sarkomer in all den vielen Myofibrillen.

In feinmotorischen Muskeln umfasst eine motorische Einheit lediglich zehn Muskelfasern. Doch bereits ein winziger Augenmuskel, der nur zwei bis drei Zentimeter lang und nicht einmal einen halben Zentimeter dick ist, besteht aus zirka 1740 solchen Einheiten. In grobmotorischen Muskeln kann eine motorische Einheit bis zu 1000 Muskelfasern umfassen. Die Zahl der motorischen Einheiten pro Muskel ist dagegen vergleichsweise niedrig. So enthält zum Beispiel der Oberarmbeugemuskel, der 20 bis 30 Zentimeter lang und mehrere Zentimeter dick ist, „nur" rund 770 motorische Einheiten. Die Spannung und Länge des Muskels kann dosiert gesteuert werden, je nachdem wie viele der motorischen Einheiten für eine Kontraktion eingesetzt werden. Prinzipiell wäre der Mensch in der Lage, jede einzelne motorische Einheit bewusst und gezielt anzuspannen und wieder loszulassen. Im Allgemeinen ist das Gefühl für die Muskeln aber weniger ausgeprägt – sowohl was die Anspannung als auch was die Entspannung betrifft.

Wohldosierte Spannung

Das Alles-oder-nichts-Prinzip gilt für die motorische Einheit, aber nicht für einen ganzen Muskel. Indem die verschiedenen motorischen Einheiten eines Muskels unterschiedliche Befehle erhalten, können sie als Team Kraft und Länge des Muskels stufenlos und subtil regulieren.

Die einfachste Arbeitsweise für einen Muskel ist es, Spannung aufzubauen und sich gleichzeitig zu verkürzen. Dies nennt man eine isotonische Kontraktion; so arbeitet beispielsweise der Oberschenkelstreckmuskel beim Bergaufgehen. Dabei wird je nach der für die geplante Bewegung erforderlichen Kraft ein bestimmter Prozentsatz der motorischen Einheiten aktiviert.

!

Fließende Bewegungen im Zeitlupentempo und ohne große Last trainieren die intramuskuläre Koordination besonders gut.

Anspruchsvoller ist die sogenannte isometrische Kontraktion, wie sie für Haltearbeit benötigt wird: Der Muskel muss Spannung aufbauen, ohne dass sich seine Länge ändert. Dies erreicht er, indem sich ein Teil der motorischen Einheiten anspannt (also verkürzt), andere Einheiten dagegen nachgeben und so die Gesamtlänge konstant halten. Die Arbeit wird dabei im Team „herumgereicht", das heißt, die verschiedenen motorischen Einheiten spannen sich abwechselnd an und machen dann wieder eine Pause, um sich auszuruhen und neue Energie zu tanken. Bei einer isometrischen Kontraktion kann ein Muskel deswegen höchstens 30 Prozent seiner Maximalkraft aufbringen. Wird ihm eine größere Last zugemutet, beginnt er zu zittern, da es dem Nervensystem nicht mehr gelingt, Anspannung und Entspannung unbemerkt zwischen den einzelnen motorischen Einheiten hin und her zu schieben.

Die größte Anforderung an die intramuskuläre Koordination stellt die sogenannte exzentrische Muskelarbeit oder Bremsarbeit dar, wenn ein Muskel Spannung aufbauen und sich gleichzeitig verlängern muss. Auf diese Weise muss etwa der Oberschenkelstreckmuskel arbeiten, wenn Sie bergab gehen. Die Aufteilung der Aufgaben „Festhalten" und „Loslassen" im Team der motorischen Einheiten ist hier noch schwieriger als bei der isometrischen Muskelarbeit. Dadurch wird ein untrainierter Muskel viel schneller überfordert, und das kann einen bösen Muskelkater zur Folge haben.

Die konditionellen Grundeigenschaften

Das Wort „Kondition" wird auch von Laien gerne gebraucht. Eine gute Kondition zu haben ist gleichbedeutend damit, dass die Muskulatur hohen Anforderungen gewachsen ist. Trainingswissenschaftler sind da gerne noch etwas genauer. Sie unterscheiden folgende Kategorien:

- Kraft
- Ausdauer
- Koordination
- Dehnfähigkeit
- Schnelligkeit

Die verschiedenen konditionellen Grundeigenschaften eines Muskels stehen dabei in einer engen Wechselbeziehung. Ein Muskel, dem es an Kraft mangelt, wird leichter überfordert. Bei fehlender Ausdauer gerät der Muskel leichter in eine Energiekrise. Beides führt zu Schmerzen und Verspannungen, dadurch verliert der Muskel seine Dehnfähigkeit. Gute Koordination ist die Voraussetzung dafür, dass die Muskeln effizient und ökonomisch eingesetzt werden können. Schlechte Koordination dagegen erhöht die Gefahr von kleinen Muskelfaserrissen bei komplexen Bewegungsanforderungen. Die dadurch verursachten Schmerzen wirken wiederum negativ auf die Dehnfähigkeit. Auch Schnelligkeit ist für manche Koordinationsaufgaben unerlässlich, denn nur wenn die Muskeln schnell reagieren, können sie zum Beispiel einen Sturz verhindern, wenn Sie stolpern. Die Liste der Wechselwirkungen ließe sich noch lange fortsetzen.

Woher kommt der Muskelkater?
Es ist wissenschaftlich belegt, dass Muskelkater nach körperlicher Anstrengung nicht nur durch Stoffwechselprodukte wie Milchsäure verursacht wird, sondern dass er auf mikroskopisch kleine Risse in den Muskelfasern und dem sie umhüllenden Bindegewebe zurückzuführen ist. Der Schmerz ist ein eindeutiges Zeichen dafür, dass die Muskulatur überfordert wurde – was nicht zur Verbesserung der Kondition beiträgt.

Absolut schmerzfrei und entspannt kann ein Muskel also auf Dauer nur dann sein, wenn er in Bezug auf alle konditionellen Grundeigenschaften gut abschneidet. Andererseits ist die Schmerzfreiheit immer die Voraussetzung dafür, dass Sie sinnvoll trainieren und so die gesamte Kondition Ihrer Muskulatur verbessern können. Denn der Körper vermeidet Schmerzen instinktiv. Wenn ein Muskel schmerzt, wird reflexartig verhindert, dass Sie ihn kraftvoll anspannen oder intensiver dehnen. Es entwickeln sich ganz schnell unbewusste Ausweichbewegungen und Ersatzstrategien. Diese können sich tief in das Bewegungsgedächtnis einschleifen – bisweilen so tief, dass es sehr schwer ist, wieder in einen normalen Bewegungsablauf zurückzufinden, auch wenn der Muskel gar nicht mehr wehtut.

So verbessern Sie Ihre Kondition

Ein Muskel kann seine Leistungsfähigkeit nicht sprunghaft steigern, sondern nur langsam und kontinuierlich – und durch systematisches Training. Trainieren heißt, die Muskeln bis an ihre Leistungsgrenze zu fordern und ihnen im Anschluss eine Regenerationsphase zu gönnen. In dieser Phase können verschiedene Anpassungsleistungen erbracht werden. Wollen Sie Ihre Kraft verbessern, muss der Muskel zusätzliche Myofibrillen einbauen. Für eine bessere Ausdauer müssen zusätzliche Gefäße einsprossen, die den Muskel mit Sauerstoff und Energie versorgen, und die sogenannten Enzyme (winzige Verbrennungsmotoren in den Muskelzellen) müssen in größerer Menge bereitgestellt werden. Für eine Verbesserung von Koordination und Schnelligkeit müssen die beteiligten Nervenzellen schneller und differenzierter reagieren lernen.

Krafttraining Um seine Kraft zu verbessern, sollte ein Muskel mit 60 bis 80 Prozent seiner Maximalkraft gefordert werden. Die Bewegung wird dabei so oft wiederholt, bis der Bewegungsablauf beginnt, unrund zu werden. Dann sind die beteiligten Muskeln allmählich erschöpft. Im Reha- oder Fitnessbereich stehen für das Krafttraining viele Geräte zur Verfügung. Wer lieber zu Hause übt, kann auf Hanteln oder Gewichtsmanschetten zurückgreifen. Auch isometrisches Training (Anspannung des Muskels gegen einen unbeweglichen Widerstand) verbessert die Maximalkraft.

Ausdauertraining Laufen, Walken, Schwimmen und Radfahren sind die Klassiker unter den sanften Ausdauersportarten. In Fitnessstudios stehen zudem Geräte wie Crosstrainer oder Rudergeräte zur Verfügung, die den Vorteil haben, dass – anders als bei den Einzelsportarten – mehrere Muskelgruppen gefordert werden.

Wenn Sie aus medizinischen Gründen mit einem Ausdauertraining beginnen, sollten Sie während des Trainings unbedingt Ihren Puls kontrollieren. Nur so können Sie Ihre Belastungsgrenze korrekt erkennen und eine Überforderung vermeiden, die nur zu mehr Schmerzen führt und keine Verbesserung der Kondition mit sich bringt. Als Faustformel gilt: Trainieren Sie bei einer Herzfrequenz von 180 minus Lebensalter oder so, dass Sie sich nebenher noch unterhalten können.

Koordinationstraining In der medizinischen Rehabilitation gilt die Koordination, also die genaue Abstimmung der Aktivität der motorischen Einheiten innerhalb jedes einzelnen Muskels (= intramuskuläre Koordination) und der verschiedenen Muskelgruppen im Bewegungsablauf (= intermuskuläre Koordination), als die „Königsdisziplin". Nur bei einer gut koordinierten Bewegung werden genau die benötigten Muskeln zum gewünschten Zeitpunkt mit der notwendigen Intensität angespannt. Und erst dann werden durch weiterführende Übungen auch Kraft und Ausdauer der jeweiligen Muskeln verbessert.

> **!**
> Gehen Sie doch mal wieder auf den Spielplatz und wippen, schaukeln, balancieren und klettern Sie. Das ist ein hervorragendes Koordinationstraining.

Es gibt zwei Formen von Koordinationstraining. Beim „sensomotorischen" Training verwendet man Übungsgeräte, die wackeln, wippen, schwingen oder vibrieren und so über Reflexbahnen die Aktivität von Muskeln anregen. Solche Anreize sind besonders wichtig für Kinder mit Haltungsschwäche, denn eine aufrechte Körperhaltung wird nicht über bewusst gesteuerte Bewegungen organisiert, sondern durch sogenannte posturale Reflexe. Auch in der Nachbehandlung von Gelenkverletzungen darf diese Trainingsart nie fehlen.

Optimieren Sie Ihre Gelenkachsen
Eine weitere Form von Übungen mit Schwerpunkt Koordination, die Sie ohne großen Geräteaufwand selbstständig durchführen können, bietet die Methode Spiraldynamik. Das Prinzip dieses Bewegungskonzepts besteht darin, durch spiralförmige Zugkräfte von Muskeln die Stellung aller Gelenke zu optimieren. Im Internet finden Sie Adressen von Therapeuten und Trainern, die in dieser Methode ausgebildet sind (siehe auch Adressen im Anhang).

Die zweite Form von Koordinationstraining ist die Arbeit an Seilzuggeräten. Im Gegensatz zu Geräten mit unbiegsamen Stangen und fixen Gelenken und Hebeln ist die Bewegungsbahn bei Seilzuggeräten frei – und die optimale Bewegungsbahn zu finden, stellt genau die koordinative Herausforderung dar. Hier sollte mit geringen Gewichten und somit niedrigem Widerstand trainiert werden. Für ein selbstständiges Training außerhalb von Reha- oder Fitnesseinrichtungen ist das Theraband eine gute Alternative. Diese Trainingsform setzt neben den koordinativen Trainingsreizen auch erste Reize in Richtung Kraft und Ausdauer.

Verbesserung der Dehnfähigkeit Über nichts wird in Sportlerkreisen so intensiv debattiert wie über die Frage: Wie dehne ich mich richtig? Die Antwort lautet: Die kontraktilen Elemente des Muskels, die Sarkomere, braucht man überhaupt nicht zu dehnen. Wenn das Nervensystem keine Anspannung befiehlt und genug Energie zur Verfügung steht, dass sich die Myosin-Köpfchen von den Aktin-Filamenten lösen können, nehmen sie bei Zug von außen ohne Widerstand ihre maximal mögliche Länge ein. Die faszialen Anteile eines Muskels, von denen gleich noch im Detail die Rede sein wird, lassen sich umso besser dehnen, je weniger motorische Einheiten (siehe Seite 12) angespannt sind. Ein Muskel lässt sich also schlecht dehnen, wenn er gleichzeitig in größerem Umfang Haltearbeit leisten muss. So ist zum Beispiel das statische Verharren in einem großen Ausfallschritt, das in vielen Fitness-Büchern als Dehnübung für den Hüftbeuger empfohlen wird, eher kontraproduktiv. Denn der Muskel wird gezwungen, in einer ungünstigen Ausgangsposition (also bei geringer Überlappung von Aktin- und Myosin-Filamenten, siehe Seite 10 f.) Widerstand in Form einer isometrischen Anspannung zu leisten. Das erzeugt eher Schmerzen und Verspannungen, als dass es welche löst. Dehnungen sind ebenso unwirksam, wenn sie forciert und deswegen schmerzhaft sind. Denn der Körper reagiert reflektorisch mit einer Abwehrspannung. Lernen Sie also mit diesem Buch lieber, wie Sie Muskeln perfekt entspannen. Sanfte Dehnungsreize mit Unterstützung der Schwerkraft können dabei eine Hilfe sein.

Die Bedeutung von Schnelligkeit

Die letzte konditionelle Grundeigenschaft, die Schnelligkeit, hat zwei ganz unterschiedliche Dimensionen. Die maximale Kontraktionsgeschwindigkeit von Muskeln ist ein wichtiges Element von guter Koordination. Vor allen kleine gelenk- bzw. wirbelsäulennahe Muskeln, die bei Anspannung eher fester als kürzer werden, sind bei allen Alltagsaktivitäten von zentraler Bedeutung für die Stabilisierung und so für den Schutz von Gelenkknorpel und Bandscheiben. Diese Fähigkeit wird – wie schon im Abschnitt über die Koordination erläutert – am besten durch Geräte gefördert, die wackeln, schwingen oder vibrieren und damit sogenannte posturale Reflexe auslösen. Die zweite Dimension ist die Schnellkraft, das ist die Fähigkeit von großen, langen Muskeln mit längerem Hebelarm, sich in Sekundenbruchteilen stark zu verkürzen und so Beschleunigungskräfte zu erzeugen. Dies ist eine Eigenschaft, die vor allem im Sport benötigt wird. Das Training muss daher speziell für die jeweilige Sportart konzipiert werden.

So vermeiden Sie Überlastungen und Verletzungen

Jede Sportart fordert die Muskulatur auf ihre ganz eigene Art und Weise. Jede beansprucht andere Muskelgruppen: Die eine verlangt mehr Kraft (z. B. Gewichtheben), die andere mehr Ausdauer (z. B. Marathonlaufen), die dritte besondere Dehnfähigkeit (z. B. Ballett). Deswegen ist Kondition immer sportartspezifisch. Wer in einer Sportart trainiert ist, kann in einer anderen natürlich schneller ein höheres Leistungsniveau erreichen als ein Untrainierter. Trotzdem sollten Sie immer vorsichtig beginnen und die Trainingsanforderungen nie abrupt steigern. Auch wenn Sie sich im Urlaub sportlich betätigen wollen, sollten Sie sich schon einige Zeit vorher gezielt auf diese Belastung vorbereiten, damit Ihnen nicht Muskelkater oder andere Überlastungssymptome das Vergnügen verderben. Denn selbst wenn Sie regelmäßig joggen gehen, heißt das noch nicht, dass Sie mühelos eine achtstündige Bergtour mit Gepäck bewältigen.

Faszien – geheimnisvolles Gewebe, das alles zusammenhält

Auf Seite 11 haben Sie gelesen, dass Tausende von Myofibrillen zu einer Muskelfaser „zusammengefasst“ werden, dass wiederum Dutzende, Hunderte oder Tausende solcher Muskelfasern eine motorische Einheit bilden und wiederum hunderte davon erst einen Muskel. Doch wie hält das alles zusammen? Was verbindet die einzelnen Bauteile zu einem großen, funktionstüchtigen Ganzen? Das Bindegewebe, das dieses Meisterwerk vollbringt, nennen die Anatomen Faszien.

Wenn Sie Fleisch essen, vor allem wenn Sie es selbst zubereiten, kennen Sie die kräftigsten Faszien, die einen Muskel wie ein elastischer weißlich-silbriger Seidenstrumpf umhüllen. Jeder ist froh, wenn ein guter Metzger schon die Arbeit übernommen hat, möglichst viel davon zu entfernen, denn die Faszien lassen sich nicht gut kauen und es ist fast genauso mühsam, sie im Vorfeld von Fleisch zu lösen.

Leider dachten Anatomen lange ähnlich wie Metzger: Faszien galten als störende Hülle und wurden einfach nur entfernt, um den Blick auf die darunterliegenden Strukturen freizumachen. Erst in den letzten zwei Jahrzehnten haben intensive Forschungsarbeiten begonnen, die vielfältigen Funktionen dieses Gewebes und die Eleganz seiner dreidimensionalen Architektur aufzuklären.

Die viszeralen Faszien

Nicht nur die Muskeln, auch alle inneren Organe werden von Faszien umhüllt. Diese viszeralen Faszien sorgen dafür, dass die Organe im Brustkorb beziehungsweise in der Bauchhöhle an Ort und Stelle bleiben. Fehlspannungen dieser Faszien können zu Haltungsfehlern und Schmerzen beitragen. Mehr über die Wechselwirkungen zwischen Organen und Bewegungsapparat erfahren Sie auf Seite 46.

So sind Faszien aufgebaut

In Faszien finden sich verschiedene Typen von Fasern. Den größten Anteil daran haben die Kollagenfasern, die den Faszien ihre Festigkeit geben. Dadurch können Faszien länger als Muskeln Haltearbeit leisten, ohne dabei zu ermüden.

Weiter gibt es in den Faszien elastische Fasern. Sie können wie eine Metallfeder oder ein Gummiband Bewegungsenergie speichern, wenn eine Faszie gedehnt wird, und diese Energie wieder abgeben, wenn eine gegenläufige Bewegung eingeleitet wird. Sie helfen also bei rhythmischen Bewegungen, aktive Muskelarbeit einzusparen. In der Fachliteratur wird diese Katapult-Funktion als Recoil bezeichnet.

In das Netzwerk von Fasern eingebettet findet sich neben faserbildenden Zellen auch ein sehr schillernder und interessanter Zelltyp: sogenannte Myofibroblasten. Wie der Name schon andeutet, enthalten diese Zellen ebenso wie Muskelzellen Myofilamente und besitzen die Fähigkeit, aktiv zu kontrahieren, also sich zusammenzuziehen. Sie sind die Grundlage dafür, dass Faszien ihre Spannung verändern können – je nach den Anforderungen, die an sie gestellt werden. Wie diese Spannungsregulation funktioniert, ist noch nicht bis ins letzte Detail aufgeklärt. Sie benötigt definitiv wesentlich längere Zeiträume als eine Muskelanspannung, die ja in Sekundenbruchteilen abläuft. Und interessanterweise erfolgt sie über einen ganz anderen Sektor des Nervensystems, nicht etwa über die bewusst aktivierbaren α-Motoneurone, sondern über das vegetative Nervensystem, das ansonsten für die Steuerung von Organfunktionen und die Gewebeernährung zuständig ist.

Das dreidimensionale Fasziennetzwerk

Wäre die Faszie wirklich wie ein Seidenstrumpf nur eine Hülle für den Muskel, dann ließe sich der Muskel so leicht aus dieser Hülle pellen wie eine Supermarktgurke aus der Plastikfolie. Dies ist jedoch wie gesagt ganz und gar nicht der Fall.

> Wie ein Gummi können auch Faszien „überdehnt" werden. Dadurch verlieren sie ihre Stabilisations- und Schutzfunktion für die Gelenke und Bandscheiben.

Untersucht man den Querschnitt einer Extremität, bietet sich folgendes Bild: Die größten und kräftigsten Faszien bilden sogenannte Muskellogen, in denen Muskeln mit ähnlicher Funktion zusammengefasst werden – etwa alle Beuger und alle Strecker des Oberarms oder des Oberschenkels. Die nächstkleinere Kategorie von Faszien trennt dann die einzelnen Muskeln dieser Gruppe voneinander und bildet auch „Kabelkanäle" für die Gefäße und Nerven, die zwischen den Muskeln verlaufen. Dann werden die Faszien immer feiner und feiner, sie bilden sogenannte Septen oder Trennwände zwischen Bündeln von Muskelfasern, schließlich zwischen einzelnen Muskelfasern selbst. Immer feinere Trennwände schieben sich tiefer in die Struktur des Muskels und umhüllen schließlich jede einzelne Fibrille. Diese Hüllen bilden ein dreidimensionales Netz, das in elektronenmikroskopischen Aufnahmen an die Waben eines Bienenstocks denken lässt. Nur durch dieses kontinuierliche Netzwerk, das an den Enden des Muskels in die Sehnen übergeht, die den Muskel schließlich im Knochen verankern, wird eine Kraftübertragung von der mikroskopischen Ebene der Sarkomere bis auf die makroskopische Ebene des Skeletts möglich.

Müssen Faszien eigens trainiert werden?

Nachdem die Faszien jahrzehntelang von Anatomen und Sportwissenschaftlern weitgehend ignoriert wurden, sind sie in den letzten zwei bis drei Jahren ins Scheinwerferlicht geraten. Allein in deutscher Sprache erschienen mehr als 20 Bücher über Faszien-

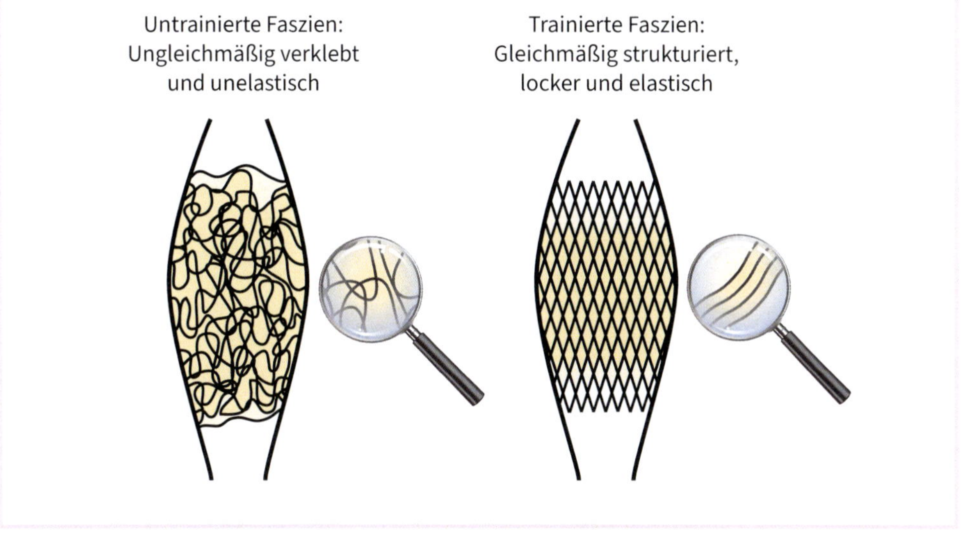

Training, dazu mehr als 15 über Faszien-Yoga und sogar ein Buch über Faszien-Jogging. Nur ein modischer Hype der Fitnessbranche oder eine sinnvolle Ergänzung?

Da die kontraktilen Anteile des Muskels und die faszialen Anteile eine untrennbare Einheit bilden, können sie auch nicht getrennt voneinander trainiert werden. Man kann allerdings beim Training das eine oder das andere Element gezielt ansprechen. Von den fünf konditionellen Grundeigenschaften ist die Dehnfähigkeit am stärksten von der Verfassung der Faszien abhängig. Mikroanatomische Studien haben bewiesen, dass Bewegungslosigkeit wie zum Beispiel die Ruhigstellung einer Extremität nach einer Verletzung zu einer Verfilzung der Faszien führt. Das heißt, in dem dreidimensionalen Netzwerk bilden sich durch die Aktivität von Fibroblasten (faserbildende Zellen) Querbrücken aus Kollagen, die die Elastizität des Gewebes beeinträchtigen. Das ist natürlich ein Extremfall, aber auch ein bewegungsarmer Alltag wirkt sich negativ aus.

Wie schon erwähnt, wird die Spannung in den Faszien sehr viel langsamer reguliert als die der Muskelfasern. Um effektiv zu dehnen, ist dies zu berücksichtigen. Nur wenn man geduldig einen sanften Dehnreiz setzt, sich sozusagen „an die Barriere lehnt" und nicht forciert dagegen stemmt, kommt es zu dem charakteristischen „schmelzenden" Nachgeben. Wichtig ist auch die Dreidimensionalität der Bewegungen, das heißt, nur wer sich in alle Raumrichtungen hinein dehnt, streckt und räkelt, erreicht alle Fasern des inneren Netzwerkes.

Besonders charakteristisch für die Faszien ist darüber hinaus die Recoil-Funktion, das heißt, dass sie Bewegungsenergie in Form von Spannung speichern und daraus wieder neue Bewegungsenergie erzeugen können. Diese Eigenschaft wird vor allem durch Springen, Federn oder Schwingen trainiert. Dieses Training erfordert eine gute Koordination und ist deswegen verletzungsträchtig, also nur für gesunde, schmerzfreie Menschen geeignet.

Vorsicht mit der Faszienrolle!

Menschen lieben Berührung. Die entspannende und heilende Wirkung von Massagen wurde schon vor Tausenden von Jahren entdeckt und diese Kunst wird in fast allen Kulturen gepflegt. Unsere westliche Industriegesellschaft ist nicht nur bewegungsarm, sondern auch berührungsarm. Eine Selbstmassage mit einer harten Styroporrolle ist allerdings nur ein dürftiger Ersatz für die Massage durch eine erfahrene und zugewandte Person.

Die Faszien-Fitness-Päpste erklären den Nutzen der Faszienrolle wie folgt: Durch das Ausrollen würden die Weichteile wie ein Schwamm ausgedrückt, könnten danach neues Gewebewasser aufsaugen und dieser Flüssigkeitsaustausch diene der optimalen Ernährung der Zellen. Das Problem dabei ist: Die vorhandenen Spalträume im Gewebe, die sogenannten Conduits, haben eine begrenzte Kapazität für den Flüssigkeitstransport. Wenn zu viel Druck ausgeübt wird, wenn zu viel Flüssigkeit auf einmal durch die Conduits gepresst wird, dann wirkt das so zerstörerisch wie ein Starkregen, der einen kleinen Bach anschwellen lässt. Die zartesten Faszien werden zerrissen, manchmal sogar kleine Blutgefäße, sodass es zu blauen Flecken kommt. Die nachfolgend entstehenden Narben sind ganz sicher nicht förderlich für die Elastizität des Gewebes. Also: Wenn es weh tut, sollten Sie das als Warnsignal ernst nehmen. Glauben Sie niemandem, der behauptet, es sei gut für die Gesundheit, sich zu quälen!

Der Einfluss des Gehirns auf die Körperspannung

Sie haben nun gelernt, dass an der Spannungsregulation eines Muskels folgende zwei Komponenten beteiligt sind:

Da ist einerseits die festelastische Spannung des Fasziennetzwerks, die durch den Aktivitätszustand der Myofibroblasten in einem nicht zu unterschätzenden Ausmaß moduliert werden kann. Diese Spannungsregulation erfolgt über das vegetative Nervensystem und erfordert einen Zeitraum von Minuten. Die zweite Komponente ist der Aktivitätszustand der motorischen Einheiten, die sich willkürlich anspannen und verkürzen können, aber nicht willentlich verlängern. Hier wird diese Spannung über die sogenannten α-Motoneuronen in Bruchteilen von Sekunden reguliert.

Nun gibt es noch eine dritte Komponente der Spannungsregulation: das γ-Motoneuronsystem. Jeder Muskel besitzt die Eigenschaft, auf eine passive Dehnung mit einer aktiven Anspannung zu reagieren. Wie empfindlich er dabei reagiert, ist abhängig vom Spannungszustand der sogenannten Muskelspindeln – kleine Messfühler, die parallel zu der Arbeitsmuskulatur in das Fasziennetzwerk eingebettet sind. Die Empfindlichkeit dieser Fühler ist variabel. Die „Messfedern" in der Muskelspindel sind zwischen Muskelfasern aufgehängt, die von den γ-Motoneuronen innerviert werden. Sind die γ-Motoneurone inaktiv, dann sind diese Fasern schlaff, die Feder ist nicht vorgedehnt und reagiert deswegen später, wenn ein Muskel in die Länge gezogen wird. Je höher die Aktivität der γ-Motoneurone, desto höher ist auch die Vorspannung der Muskelspindeln und desto schneller und stärker ist die Anspannung des Muskels in Reaktion auf eine Dehnung.

Das Schmerzgedächtnis des Körpers beeinflussen

Traumatisierung durch Unfälle oder körperliche Misshandlung führt zu einer stark erhöhten Aktivität des γ-Motoneuronsystems. Diese kann über Jahre andauern, selbst wenn der Betroffene sich nicht bewusst an das traumatische Erlebnis erinnern kann. Schmerzen sind somit ein häufiges Symptom im Rahmen posttraumatischer Belastungsstörungen. In diesem Fall sollten Sie unbedingt professionelle Hilfe in Anspruch nehmen: Die Kosten einer speziellen Traumatherapie mit der Methode EMDR (Eye Movement Desensitization and Reprocessing) wird auch von gesetzlichen Krankenkassen übernommen.

Das Aktivitätsniveau des γ-Motoneuronsystems steht in engem Zusammenhang mit dem mentalen und emotionalen Zustand. Wenn Sie wach und handlungsbereit sind, ist das System aktiver, als wenn Sie müde sind und träge vor sich hin dösen. Stress, Ängste und Konflikte, also alle Gefühle von Bedrohung, führen über dieses System zu einer erheblich erhöhten Grundspannung der Muskulatur und zu einer erhöhten Reaktivität. Der medizinische Fachbegriff dafür lautet Fazilitierung. Der physiologische Sinn ist, in Gefahrensituationen die Reaktionszeit zu verkürzen. Auch für Leistungssportler ist die Fähigkeit, in der Wettkampfsituation blitzschnell reagieren zu können, erwünscht und notwendig. Aber als Dauerzustand ist ein hohes Fazilitierungsniveau schädlich. Wenn Sie schwer loslassen können und dazu tendieren, bei unerwarteten Geräuschen oder Berührungen heftig zusammenzuzucken, ist dies ein Signal dafür, dass Ihre γ-Motoneuronen überaktiv sind. In diesem Fall ist es sinnvoll, eine Tiefenentspannungsmethode wie autogenes Training oder die progressive Muskelentspannung nach Jacobson zu erlernen. Denn wenn der verstellte „Sollwert“ der Muskelspindeln nicht korrigiert wird, haben Entspannungstechniken für einzelne Muskeln nur kurzfristigen Erfolg.

Die optimale Spannung von Muskeln und Bindegewebe schützt vor Verschleiß

Arthrose – Vorbeugen ist die beste Medizin!

Je älter wir werden, desto wichtiger ist es, Verschleiß von Gelenkknorpel zu vermeiden, denn dieses Gewebe kann sich kaum regenerieren. Voraussetzung dafür ist eine optimale Biomechanik. Was ist damit gemeint? Im Idealfall – dann spricht man von „artikulärer Balance" – sorgen die perfekten Spannungsverhältnisse in den Muskeln, der Gelenkkapsel und den Bändern, die die Kapsel verstärken, dafür, dass der gerundete „konvexe" Partner eines Gelenks perfekt zentriert ist in der Gelenkfläche des schüsselförmigen „konvexen" Gegenstücks. Dann treten im Verlauf einer Bewegung weder unerwünschte Druckkräfte noch unerwünschte Gleitbewegungen auf, die den Knorpel oder im Fall des Kniegelenks den Meniskus – eine Art Puffer zwischen den Gelenkpartnern – schädigen können. Wenn die Weichteilspannung zu hoch ist, kommt es zur Kompression des Knorpels. Wenn die Spannung zu niedrig ist, dann kommt es durch Gleitbewegungen zu einer Fehlbelastung.

Die Wirbelsäule – eine komplexe Konstruktion

Die biomechanische Konstruktion der Wirbelsäule ist noch etwas komplizierter als die einzelner Gelenke. Es gibt eine vordere Säule, die aus den Wirbelkörpern und den Bandscheiben besteht. Von jedem Wirbel geht ein Wirbelbogen ab, der den Rückenmarkskanal umschließt. Vom Wirbelbogen wiederum gehen rechts und links Querfortsätze ab und hinten in der Mittellinie befindet sich der Dornfortsatz. Diese Fortsätze dienen als Ansatzpunkt für Bänder und Muskeln. Weiter gibt es zwischen den Querfortsätzen und dem Dornfortsatz jeweils ein Paar von Gelenkfortsätzen nach oben und nach unten. Die kleinen Wirbelgelenke, die jeden Wirbel mit dem darüber und dem darunter verbinden, haben fast plane Gelenkflächen. Wie zwei Dachschindeln können sie beim Vorbeugen auseinander- und beim Rückbeugen ineinandergleiten. Wie bei den Gelenken der Extremitäten gilt auch bei der Wirbelsäule: Zu viel Spannung erzeugt Druck, zu wenig Spannung führt zu Gleitbewegungen, und beides schädigt die Substanz von Bandscheiben und Gelenken.

Überbeweglichkeit – von Orthopäden gefürchtet

Überbeweglichkeit, lateinisch Hypermobilität, ist eine schwer zu beeinflussende Ursache für Schmerzen und Gelenkverschleiß. Es gibt verschiedene Formen davon.

- Wenn die Überbeweglichkeit nur ein Gelenk oder ein Wirbelsäulensegment betrifft, dann spricht man von einer lokalen Hypermobilität. Diese kann auftreten als Folge einer angeborenen Missbildung (z. B. kann das Fehlen eines Wirbelbogens zur Entstehung eines Gleitwirbels führen), als Folge einer Verletzung (z. B. wird ein Kniegelenk überbeweglich, wenn man sich ein Kreuzband oder die Seitenbänder verletzt) oder als Folge von Verschleißprozessen: Wenn eine Bandscheibe degeneriert und an Höhe verliert, sinkt die Vorspannung in den Bändern zwischen zwei Wirbeln.
- Wenn die Überbeweglichkeit den ganzen Bewegungsapparat betrifft, dann spricht man von einer generalisierten Hypermobilität. Diese kann auftreten als Folge von intensivem Training mit forcierter Dehnung, z. B. bei Artisten, Tänzern, Kunstturnern und durch intensive Yogapraxis. Noch gefürchteter von Ärzten ist eine Überbeweglichkeit durch eine angeborene Schwäche des Bindegewebes oder durch neurologische Erkrankungen, die zu einer erniedrigten Grundspannung der Muskulatur führen. Es gibt auch verschiedene internistische Erkrankungen, die zu einer Schwächung des Bindegewebes und der Muskeln sowie zu Koordinationsstörungen führen. Dazu gehören beispielsweise Alkoholmissbrauch oder schwere Nierenerkrankungen, die eine regelmäßige Blutwäsche erforderlich machen.

Typischerweise klagen überbewegliche Personen über Schmerzen, die nach längerer Beanspruchung auftreten, insbesondere nach statischer Haltebelastung wie langem Stehen oder Sitzen, langem Vorneüberbeugen wie bei der Gartenarbeit oder eben nach intensivem Training, das die Beweglichkeit von Wirbelsäule und Gelenken bis an die Grenzen strapaziert. Anfangs bessern sich die Beschwerden schnell durch Hinlegen oder lockeres Durchbewegen. In dieser Phase beruhen die Schmerzen auf der Überreizung von Sehnen und Bändern oder Funktionsstörungen der Muskeln, die Triggerpunkte genannt werden. Dieses Phänomen wird auf Seite 35 noch im Detail erklärt. ►►

Hypermobile Menschen entwickeln häufiger als andere Krampfadern, einen Knick-Senk-Spreiz-Fuß, Ganglien im Bereich der Hand- und Fingergelenke, ein Karpaltunnelsyndrom oder eine Beckenbodensenkung.

Wenn es bereits zu Verschleißerscheinungen und entzündlichen Reaktionen des Körpers gekommen ist, dann eskalieren die Probleme rasch. Denn ein Gelenkerguss führt zu einer Veränderung der Muskelmuster, das heißt, manche Muskeln, die das Gelenk beeinflussen, bauen eine Schutzspannung auf, andere werden gehemmt, also schwach. Dadurch kann die Muskulatur noch weniger bei der Stabilisation helfen, die aufgrund der überdehnten Bänder ohnehin beeinträchtigt ist. Die Fehlbelastung nimmt zu – ein Teufelskreis!

Bei hypermobilen Frauen kann auch eine Schwangerschaft eine Krise auslösen. Unter dem Einfluss der Hormone werden die Bänder noch weicher, durch den wachsenden Bauchumfang kann die Bauchdecke immer schlechter für die Stabilisation von Becken und Wirbelsäule eingesetzt werden, der Körperschwerpunkt verschiebt sich nach vorne, das zunehmende Körpergewicht belastet Knie und Füße. Schon in der Schwangerschaft kann es dadurch zu Problemen kommen. Wenn dann im Rahmen des Geburtsvorgangs der Beckenring durch das Köpfchen des Kindes stark gedehnt und auch noch der Beckenboden verletzt wird, kann es passieren, dass das Becken im Anschluss sehr instabil ist und im Bereich der Schambeinfuge, der Gelenke zwischen dem Kreuzbein (dem untersten Abschnitt der Wirbelsäule) und den Beckenschaufeln Verschiebungen und Schmerzen auftreten. Mediziner nennen dieses Gelenk Iliosakralgelenk, abgekürzt ISG. Diese Funktionsstörungen müssen von einem versierten Manualtherapeuten korrigiert werden – und zwar *sanft!* Wiederholte chirotherapeutische Manöver können die Hypermobilität weiter verstärken. Und häufig sind mehrfache Interventionen erforderlich, bis die überdehnte Bauchdecke und die eventuell eingerissene Beckenbodenmuskulatur sich soweit regeneriert haben, dass sie wieder ihre stabilisierende Funktion übernehmen können. Oft ist für die Wiederherstellung der Core-Muskulatur (siehe auch Seite 93) eine physiotherapeutische Betreuung unerlässlich.

Zurück in die Balance

Leider neigt der Mensch dazu, am liebsten das zu tun, was ihm leichtfällt. Personen mit festem Bindegewebe und starken Muskeln gehen gerne in den Geräteraum und stemmen Gewichte. Personen mit weichem Bindegewebe und wenig Kraft gehen lieber in die Yogastunde und biegen, drehen und strecken sich. In jungen Jahren fühlen sich beide Typen im Anschluss daran wohl. Die Einseitigkeit kann auch lange folgenlos bleiben, wenn man diese Aktivitäten in moderatem Umfang betreibt. Doch je extremer die Veranlagung und je intensiver ein einseitiges Training, desto früher kommt es zu Verschleiß und Symptomen.

Am besten wäre es, wenn jeder schon in jungen Jahren begreifen würde, dass man sich gerade um die konditionellen Grundeigenschaften, die einem nicht in die Wiege gelegt wurden, besonders bemühen muss. Dass man also auch Elemente in sein persönliches Fitnessprogramm aufnehmen muss, die man zunächst nicht als lustvoll empfindet. Ein biegsamer Mensch sollte sich beim Dehnen eher zurückhalten und etwas mehr für die Kraft tun. Vibrationstraining und Schwingstäbe sind dafür besonders geeignet, da sie die Gelenke nicht so strapazieren wie schwere Gewichte und die Koordination gleich mittrainiert wird. Ein kompakter Typ muss mehr Zeit für die Elastizität seines Gewebes investieren, darf dabei aber auch nichts forcieren, damit er seinen Knorpel und seine Bandscheiben nicht zu sehr unter Druck setzt.

Release-Techniken, wie sie in diesem Buch beschrieben werden, nützen beiden Typen: Hypermobile Menschen können damit die durch Haltearbeit beanspruchten Muskeln von Verspannungen und Schmerzen befreien, ohne durch erneutes Dehnen den Teufelskreis der Überbeweglichkeit weiter anzufachen. Wenig elastische Menschen können Release-Techniken benutzen, um die Dehnungen vorzubereiten. Denn wie ausgeführt – nur ein entspannter Muskel lässt sich ohne Widerstand und ohne Schmerzen und damit wirksam verlängern.

Verspannungen haben viele Gründe

Da an der Spannungsregulation der Muskulatur viele verschiedene Komponenten beteiligt sind, gibt es auch für ein Zuviel an Spannungen vielfältige Gründe. Je besser Sie also die genauen Ursachen für die Verspannungen, unter denen Sie leiden, verstehen, desto gezielter können Sie dagegen vorgehen. Bei chronischen Schmerzen überlagern sich meist verschiedene Probleme und man muss auf mehreren Ebenen ansetzen. Eine sorgfältige Lektüre der folgenden Seiten wird sich daher sicher auszahlen.

Die mechanische Ebene

Ein gesunder Muskel ist niemals schlaff. Auch wenn er Ihrem Gefühl nach entspannt ist, Sie also nicht willentlich Spannung aufbauen, sind immer einige motorische Einheiten aktiv und halten eine gewisse Grundspannung aufrecht: den sogenannten Ruhetonus. Nur so bleibt der Körper „in Form". Ohne diese Haltearbeit von Faszien und Muskeln würde er auseinanderfließen wie ein Spiegelei in der Pfanne. Sobald Sie in irgendeiner Weise mechanische Arbeit leisten müssen – und schon gegen die Schwerkraft eine aufrechte Position einzunehmen ist eine Menge Arbeit –, werden zusätzliche motorische Einheiten aktiv; sie passen Länge und Spannung der Muskeln an die gewünschte Körperposition und Bewegung an. Doch nur ein sehr geringer Teil der Bewegungsaktivitäten wird bewusst und willkürlich gesteuert. Der weitaus größere Teil wird reflektorisch (durch Reflexe) geregelt oder ist durch unzählige Wiederholungen so automatisiert, dass er ohne viel Aufmerksamkeit aus dem Effeff heraus abgespult werden kann. Diese verschiedenen Automatismen werden daher oft erst dann bewusst, wenn sie einmal nicht funktionieren. Wenn Sie unter Verspannungen leiden, lohnt es sich, einmal etwas genauer hinzuschauen und sich zu fragen: Was mache ich eigentlich den ganzen Tag – und wie? Gebrauche ich meine Muskeln und Knochen so, wie es die Natur

> **!**
>
> Was über Jahre empfohlen wurde, gilt heute als hochgradig schädlich: Bettruhe bei Rückenschmerzen. In einer einzigen Woche kann die stabilisierende Muskulatur dabei bis zu 15 Prozent an Kraft verlieren.

vorgesehen hat, oder missbrauche ich meinen Bewegungsapparat? Wie kann ich mich fit machen für bestimmte Anforderungen? Wie kann ich mir das Leben leichter machen oder meinem Körper im Alltag den nötigen Ausgleich verschaffen?

Was Muskeln gerne mögen

Muskeln lieben Abwechslung. Der Mensch ist für Bewegung geschaffen – und zwar für vielfältige, ständig wechselnde Bewegungen. Optimalerweise wechseln sich dabei Beuge- und Streckmuskeln rhythmisch in ihrer Aktivität ab, sodass die Muskeln sich mal verkürzen und dann wieder durch ihren Gegenspieler in die Länge gezogen werden. In dieser Art und Weise können sie über lange Zeiträume ermüdungsfrei arbeiten.

Was Muskeln dagegen gar nicht mögen, ist Monotonie; statische Haltearbeit liegt ihnen am wenigsten. Doch genau das ist es, was jeder Mensch, der von Berufs wegen viel am Schreibtisch sitzen muss, seinem Organismus den größten Teil des Tages zumutet. Besonders verspannungsanfällig sind dabei die Muskelgruppen, die den Kopf und den Rumpf in der Aufrechten halten: Die Nackenmuskeln, die Schultergürtelheber und die langen Rückenstrecker. Weiter leiden die Muskeln, die durch das Sitzen in eine angenäherte Position gebracht werden. Das sind insbesondere die Beugemuskeln von Hüft- und Kniegelenken sowie der Beugemuskel des Oberarms und die Muskeln, die die Schulterblätter nach vorne führen, um die Schultergelenke in eine optimale Ausgangsposition für Arbeiten vor dem Körper zu bringen. Damit die optimale Ruhelänge dieser Muskeln erhalten bleibt, müssten sie über den Tag verteilt mindestens 20 Minuten auf ihre maximale Länge gedehnt werden. Da solche Bewegungen im Alltag kaum vorkommen, helfen hier nur gezielte Ausgleichsübungen, die Defizite auszugleichen.

> **!**
> Ein guter Stuhl und ein höhenverstellbarer Schreibtisch sind von großem Wert. Lassen Sie sich in einem Fachgeschäft beraten.

Aber auch die stets gleichförmige Wiederholung ein und derselben Bewegung kann zu einer Überforderung einzelner Muskelgruppen führen. Ob Sie nun an der Kasse eines Supermarkts sitzen und Waren weiterschieben oder in einer Fabrik am Fließband stehen und dort immer den gleichen Handgriff ausführen: Jede Form von Einseitigkeit führt zu muskulären Dysbalancen und so möglicherweise zu Schmerzen.

Lockern Sie Ihren Alltag auf

Verschaffen Sie sich so viel Abwechslung wie möglich. Stehen Sie auf, wann immer es Ihr Arbeitsablauf erlaubt, zum Beispiel um zu telefonieren. Dehnen, strecken und räkeln Sie sich auch im Sitzen zwischendrin einmal in alle Richtungen. Gönnen Sie den Augen immer wieder einmal eine Pause vom Bildschirm und machen Sie ein paar von den kleinen Bewegungen, die Sie ab Seite 159 finden, um Schultern und Nacken zu lockern.

Energiekrise im Muskel

Wenn Muskeln über lange Zeiträume statisch angespannt werden oder eine bestimmte Bewegung einseitig ohne geeignete Ausgleichsbewegung wiederholt wird, wirkt sich dies auch negativ auf die Durchblutung aus. Wie jeder aus dem Alltag weiß, fühlt sich ein angespannter Muskel härter an als ein entspannter. Bei sehr starker Anspannung wird der Blutstrom im Bereich der feinsten Gefäße, der sogenannten Kapillaren, so stark gedrosselt, dass der Muskel nicht mehr ausreichend mit Sauerstoff und mit Energie versorgt werden kann.

Wie Sie auf Seite 11 gelesen haben, benötigt der Muskel ein energiereiches Molekül namens ATP, damit sich nach einer Anspannung die Myosin-Filamente wieder von den Aktin-Filamenten lösen können und sich der Muskel wieder entspannt. Wird ein Muskel überfordert, kann es jedoch passieren, dass er sich regelrecht in eine Sackgasse manövriert: Durch die zu große Anspannung sinkt die Durchblutung und damit der Nachschub an Energie, aufgrund dieses Mangels kann er sich nicht mehr entspannen. Ist ein ganzer Muskel von diesem Teufelskreis betroffen, äußert sich das als „Muskelkrampf", eine sehr schmerzhafte Angelegenheit.

Triggerpunkte – eine häufige Schmerzursache Sind nur Teile eines Muskels verkrampft, bezeichnen Mediziner die schmerzhaften Verhärtungen innerhalb eines Muskels als „Triggerpunkte". Die Natur dieser sehr häufigen Muskelfunktionsstörung wurde von den amerikanischen Ärzten Janet G. Travell und David G. Simons ausführlich erforscht. Ihr großartiges Handbuch der Muskeltriggerpunkte erschien leider erst 1998 in deutscher Übersetzung, sodass es immer noch viele Mediziner gibt, die mit diesem Wissen nicht vertraut sind.

Je nachdem, wie ausgeprägt die Muskelverhärtung ist und welcher Anteil des Muskels betroffen ist, sind die Symptome mehr oder weniger ausgeprägt. Sogenannte „latente" Triggerpunkte spüren wir im Alltag kaum, sie melden sich nur, wenn wir den betroffenen Muskel durch Sport oder handwerkliche Arbeiten ungewohnt beanspruchen. „Aktive" Triggerpunkte schmerzen bereits bei alltäglicher Belastung, „hochaktive" quälen den Betroffenen sogar in Ruhe. Dabei verursachen die Triggerpunkte nicht nur einen lokalen Schmerz, sondern können auch in weiter entfernte Regionen ausstrahlen. Die Muster der Schmerzübertragung sind so charakteristisch, dass ein geschulter Therapeut aus dem Schmerzbild auf den betroffenen Muskel zurückschließen kann. Darüber hinaus beeinträchtigen sie die Funktion des Muskels: Er kann nicht mehr mit voller Kraft angespannt werden und lässt sich nicht mehr auf seine volle Länge dehnen. Dadurch wiederum werden nach kurzer Zeit weitere Muskeln in der Umgebung in ihrer Funktion gestört. Sie versuchen dem betroffenen Muskel Arbeit abzunehmen oder durch ihre Anspannung zu verhindern, dass der betroffene Muskel über

> **!**
>
> Ein guter Schmerztherapeut betrachtet immer den ganzen Körper. Denn wer nur dort sucht, wo es im Moment wehtut, findet oft nicht die eigentliche Ursache für einen Schmerz.

die Schmerzgrenze hinaus gedehnt wird. Infolgedessen können sie sich selbst verspannen und Triggerpunkte ausbilden. Der Schmerz beginnt sich auszubreiten.

Wie Triggerpunkte entstehen Nicht nur chronische Überforderung durch statische Haltearbeit oder monotone Bewegungsabläufe kann zur Entstehung von Triggerpunkten führen. Auch andere Mechanismen können die geschilderte Energiekrise im Muskel auslösen. Ein Klassiker, den wohl schon jeder am eigenen Leib erfahren hat: Man erwischt einen kalten Luftzug, und am nächsten Morgen wacht man mit einem steifen Nacken auf. Verständlich, denn durch die Kälte wird der Muskel schlechter durchblutet. Die Durchblutung wird aber auch durch lang anhaltenden Druck auf einen Muskel gestört. So kann das Sitzen auf einem Portemonnaie in der Hosentasche zu Triggerpunkten in der Gesäßmuskulatur führen, ein schwerer Rucksack kann Triggerpunkte in den Schultergürtelhebern verursachen.

Neben einer chronischen Überforderung kommt auch die akute Überlastung eines Muskels als Ursache für Triggerpunkte in Frage, vor allem für die Aktivierung eines vorher latenten Triggerpunkts. Typischerweise kommt es nach ungewohnten körperlichen Belastungen zu Schmerzen – sei es, dass man nach monatelangem Schreibtischalltag denkt, im Urlaub müsse nun all der Sport nachgeholt werden, den man im Alltag versäumt hat, sei es, dass man im Rahmen eines Umzugs stundenlang Kisten packt und schleppt und vorher oder nachher bei der Renovierung Wände und Decken streicht. Die akute Überlastung kann in Einzelfällen schon durch eine einzige Bewegung verursacht werden, etwa durch Heben einer schweren Last. Ebenso kann ein Beinahsturz, bei dem sich verschiedene Muskeln plötzlich und stark anspannen, um Schlimmeres zu verhüten, Triggerpunkte verursachen oder aktivieren. Auch wenn ein Patient mit Schmerzen zum Arzt kommt und meint, er habe sich „verlegen“, sind oft Triggerpunkte der Grund.

Schließlich kann längere Unbeweglichkeit eines Muskels in verkürzter Stellung ebenfalls in die Energiekrise führen. Am ausgeprägtesten sieht man dies bei Menschen, deren Arm aufgrund einer Verletzung längere Zeit mit gebeugtem Ellbogengelenk ruhig gestellt werden musste. Da dauert es oft sehr lange, bis der Oberarmbeuger seine Dehnfähigkeit wiedergewinnt.

So beugen Sie Schmerzen wirksam vor

Eins ist klar: Sie können nie alle genannten Auslöser für die Entstehung von Triggerpunkten vermeiden. Aber Sie können dem Schmerz zuvorkommen, wenn Sie nach einer Überlastung oder Unterkühlung heiß duschen oder ein warmes Bad nehmen. Auf diese Weise regen Sie die Durchblutung an und sorgen dafür, dass der Muskel gut durchgespült wird. Und wenn Sie außerdem die Entspannungsübungen ab Seite 72 schon vorbeugend durchführen, steigen die Chancen, dass Sie am nächsten Morgen nicht mit schmerzhaften und steifen Gliedern erwachen.

Wenn Sie sehr anfällig sind für Triggerpunkte und sich die Belastbarkeit Ihrer Muskeln auch durch Training nicht spürbar verbessern lässt, lassen Sie von Ihrem Arzt abklären, ob Sie unter einem Ernährungsmangel oder einer Stoffwechselstörung leiden, die den Muskel beeinträchtigt – und sorgen Sie für Abhilfe. Lassen Sie sich insbesondere testen auf:

- Vitaminmangel, vor allem Vitamin B1, B6, B12, Vitamin C und Folsäure
- Mineralienmangel, in erster Linie Kalzium, Kalium, Magnesium und Eisen
- Schilddrüsenunterfunktion
- erhöhte Harnsäurewerte oder andere Übersäuerung
- Unterzuckerung bei Erschöpfung der Nebennieren

Auch Autoimmunerkrankungen, Allergien und chronische Infektionserkrankungen erhöhen die Anfälligkeit für Muskelschmerzen.

Die perfekte Pause für den Muskel
Während Sie träumen, werden Ihre Muskeln „abgeschaltet", damit die Träume Träume bleiben und Sie die Handlung nicht tätlich ausleben. Das ist die perfekte Ruhephase für die Muskulatur. Schlafstörungen machen deswegen anfällig für Verspannungen und Muskelschmerzen.

Die emotionale Ebene

Wir benutzen unseren Bewegungsapparat beileibe nicht nur zur Fortbewegung und für diverse praktische Aktivitäten des Alltags. Nein, unser Körper ist auch ein Ausdrucksorgan, unser nonverbales Sprachrohr. Ob wir es wollen oder nicht: An unserer Körperhaltung und unseren Bewegungen können die Menschen in unserer Umgebung intuitiv ablesen, in welcher gefühlsmäßigen Verfassung wir uns gerade befinden. Diese Körpersprache ist dabei universell und zu großen Teilen angeboren. Jedes Kind spricht diese Sprache perfekt – lange bevor es die ersten Wörter artikulieren kann –, und kann so mit Eltern, Geschwistern und Spielkameraden kommunizieren. Und auch wenn die Körpersprache in einem gewissen Ausmaß kulturell überformt wird, dient sie dennoch zuverlässig zur Verständigung mit Menschen, deren Sprache wir nicht verstehen.

!

Das Wort „Emotion" hat lateinische Wurzeln und bedeutet „innere Bewegung".

Der Volksmund drückt viele emotionale Sachverhalte in einer Weise aus, die an die Körpersprache anknüpft. Die Angst sitzt uns im Nacken, die Wut hat man im Bauch, ein Schreck fährt einem in die Glieder und richtig schlechte Nachrichten gehen uns an die Nieren. Wer Sorgen hat, wirft die Stirn in Falten, wer sich gegen eine ungerechte Behandlung nicht zur Wehr setzen kann, ballt die Faust in der Tasche. So manch eine Situation findet man zum Davonlaufen – wenn man das aber nicht kann, bleibt die Spannung in den Beinen stecken. Zähne zusammenbeißen und durch: Dank des beliebten Durchhaltemottos verspannt sich die Kiefermuskulatur in solchen Situationen tatsächlich sehr stark. Und wer die Ohren steif hält, hat nicht selten auch sehr verspannte Muskeln an beiden Seiten der Halswirbelsäule. Andererseits fällt uns ein Stein vom Herzen, wenn es uns gelingt, einen Konflikt mit einem Menschen zu lösen, der uns sehr wichtig ist.

Interessanterweise wirken sich genau diejenigen Gefühle besonders stark in Form von Verspannungen aus, die uns gar nicht richtig bewusst sind, weil wir sie vielleicht auch nicht wahrhaben und vor unserer Umgebung verbergen wollen. Unser Körper ist nie „stumm“. Wenn wir eine Emotion verbergen wollen, müssen wir sie hinter einem Muskelpanzer verstecken.

Lach mal wieder!

Psychologische Experimente zeigen, dass die Wechselwirkungen zwischen Körper und Psyche auf Gegenseitigkeit angelegt sind; ein Phänomen, das in der Psychologie als Embodiment bezeichnet wird. Dabei drücken sich nicht nur Emotionen in Mimik, Haltung und Bewegungen aus. Haltung und Bewegungen beeinflussen umgekehrt auch die psychische Verfassung.

Spiegel der Seele

Das Gesicht spiegelt unsere Gefühle besonders präzise und subtil wider. Der amerikanische Anthropologe und Psychologe Paul Ekman (*1934) wies nach, dass wir mit nur 20 mimischen Muskeln 10.000 unterschiedliche Gesichtsausdrücke hervorbringen können.

Die Psychologin Dr. Sabine Stepper von der Universität Würzburg konnte 1992 nachweisen, dass Probanden, die eine schwierige Aufgabe aufrecht an einem Tisch sitzend lösten, als Reaktion auf ein Lob mehr Stolz empfanden als Kandidaten, die die gleiche Aufgabe vornübergebeugt an einem Couchtisch hockend erfüllten. Schon 1988 hatte sie gemeinsam mit ihren Kollegen Prof. Dr.

Fritz Strack und Dr. Leonard Martin ein ähnliches Phänomen nachgewiesen: Menschen, die ihren Lächelmuskel aktivierten, indem sie mehrere Minuten einen Stift zwischen den Zähnen halten sollten, ohne ihn mit den Lippen zu berühren, waren im Anschluss deutlich leichter zum Lachen zu bringen als solche, die den Stift in der gleichen Zeit mit den Lippen festhielten.

Muskelverspannungen zu lösen, die sich auf dem Hintergrund von psychischer Anspannung oder seelischen Belastungen entwickelt haben, befreit einen Menschen also nicht nur von Schmerzen. Die Entspannung hat zugleich positive Auswirkungen auf sein emotionales Befinden.

Geben Sie Ihren Gefühlen Raum

Im Beruf und im privaten Umfeld ergeben sich leider immer wieder Situationen, in denen Sie Ihre Gefühle und Gedanken zurückhalten müssen, um unergiebige Konflikte zu vermeiden.

Trotzdem müssen Sie nicht alles in sich hineinfressen. Nehmen Sie sich im Anschluss an eine solche Situation gezielt Zeit und bringen Sie Ihre Gefühle in einer rituellen Form zum Ausdruck. Vielen Menschen hilft hierbei ein Lied, dessen Text die eigenen Gefühle wiedergibt. Drehen Sie die Anlage auf und singen Sie so richtig laut mit. Oder noch besser: Stellen Sie sich vor, Sie würden den Song auf einer Bühne interpretieren, und lassen Sie Ihren Körper sprechen.

Die vegetative Ebene

Das vegetative Nervensystem ist derjenige Teil unseres zentralen Nervensystems, der die Funktion von Gefäßen, Organen und Hormondrüsen regelt – und somit den gesamten Stoffwechsel unseres Körpers. Denn die Stoffwechselaktivität muss sich den aktuellen Anforderungen anpassen können. Da es der bewussten Steuerung nicht so leicht zugänglich ist, wird das vegetative Nervensystem in vielen Lehrbüchern auch als autonomes Nervensystem bezeichnet. Doch diese Bezeichnung ist irreführend. Denn mithilfe von Biofeedback-Verfahren (siehe auch Seite 45) oder Methoden wie Yoga oder autogenem Training können die meisten Menschen sehr schnell lernen, auf vegetative Prozesse Einfluss zu nehmen.

Sympathikus und Parasympathikus

Das vegetative Nervensystem hat zwei Unterabteilungen:

- Die erste Abteilung, der Sympathikus, ist gefragt, wenn wir aktiv sein und körperliche Arbeit leisten wollen. Im Extremfall – bei der sogenannten Kampf-oder-Flucht-Reaktion – kann der Organismus in Sekundenbruchteilen auf Höchstleistungen eingestellt werden.
- Die zweite Abteilung, der Parasympathikus, ist verantwortlich dafür, dass wir Nahrung verdauen und Energiereserven anlegen können – und dafür, dass der Organismus sich regeneriert. Auch bei sexuellen Aktivitäten ist der Parasympathikus aktiv.

!

Arbeitsessen sind ein Widerspruch in sich. Besser: Erst konzentriert arbeiten und im Anschluss bei einer gepflegten Mahlzeit entspannen.

Wenn der Sympathikus regiert Wenn der Sympathikus das Regiment übernimmt, wird die Spannung der Blutgefäße so reguliert, dass die Muskulatur gut, der Magen-Darm-Trakt und die Nieren dagegen weniger gut durchblutet werden. Herzfrequenz und Blutdruck steigen und die Atemwege werden weit gestellt, damit viel Sauerstoff ins Blut gelangt und das Blut schnell durch den Körper zirkuliert. Die Schließmuskeln des Magen-Darm-Traktes erhöhen ihre Spannung. Wir fühlen uns wach, vielleicht sogar etwas unruhig und nervös. Die Aktivität des γ-Motoneuronsystems steigt, um die Reaktionsgeschwindigkeit der Muskeln zu erhöhen (siehe auch Seite 26). Die Spannung im Fasziensystem steigt ebenfalls.

Wenn der Parasympathikus am Ruder ist Überwiegt die Aktivität des Parasympathikus, werden die Bauchorgane gut durchblutet.

Die Verdauungsdrüsen sind aktiv, ebenso wie die peristaltische Muskulatur des Magen-Darm-Traktes, die den Speisebrei durchmischt und vorwärts transportiert. Auch die Aktivität der Stoffwechsel- und Entgiftungsorgane (beispielsweise Leber und Nieren) wird erhöht. Wir fühlen uns müde und körperlich träge – und wenn wir können, legen wir uns gerne für ein kleines Nickerchen hin.

!

Kalte Hände und Füße sind ein klassisches Zeichen für einen überaktiven Sympathikus. Ein warmes Fußbad oder eine Wärmflasche hilft beim Entspannen und Einschlafen.

Vegetative Balance Am besten geht es dem Organismus, wenn Sympathikus und Parasympathikus abwechselnd führend sind. Tags sollten wir körperlich und geistig aktiv sein, am besten mit einer Mittagspause mediterranen Zuschnitts, die ausreichend Zeit für eine Mahlzeit und eine anschließende Siesta bietet. Auf eine abendliche Entspannungsphase sollte dann eine möglichst ungestörte Nachtruhe folgen. Im Sommer können die Aktivitätsphasen gut etwas ausgedehnt werden, wir benötigen dann weniger Schlaf. Im Winter sollte man dagegen ruhig mal etwas länger liegen bleiben, bis es hell wird. So erhält der Organismus ganz sanft den natürlichen Anreiz, wach zu werden.

Schneller Check

Wollen Sie sich bewusst machen, in welchem vegetativen Funktionszustand Sie gerade sind? Auch die Aktivität von Tränen und Speicheldrüsen ist abhängig vom Parasympathikus. Haben Sie trockene Augen und der Speichel ist zäh und klebrig? Dann sind Sie „auf Sympathikus“. Ist der Parasympathikus ausreichend aktiv, sind die Augen angenehm feucht und der Speichel ist dünnflüssig und leicht süßlich.

Vegetatives Ungleichgewicht Die westliche Zivilisation hat die natürlichen Taktgeber für einen gesunden Lebensrhythmus weitgehend ausgehebelt. Durch das elektrische Licht lässt sich die Nacht beliebig zum Tag machen. Die jahreszeitlichen Rhythmen spielen im beruflichen Alltag anders als in der Landwirtschaft kaum noch eine Rolle. Im Gegenteil: In vielen Berufen ist der Dezember der arbeitsintensivste Monat und an etwas mehr Schlaf ist gar nicht zu denken. Den meisten Menschen mit Schreibtischberufen bleibt nur der Abend, um Sport zu treiben oder soziale Aktivitäten zu pflegen, eine Übergangsphase vom Tagesgeschäft in die Nachtruhe fehlt ihnen. Hinzu kommt: Wer in der Großstadt wohnt, erlebt selten eine ungestörte Nachtruhe. Es wird nie richtig dunkel und nie richtig still. Die Schlafqualität und damit die körperliche Regeneration sowie die nächtliche Entspannung der Muskulatur werden dadurch häufig beeinträchtigt. Auch starkes Schnarchen oder gar längere Atempausen mindern den Erholungswert des Nachtschlafs erheblich. Wenn Sie betroffen sind, lassen Sie sich in einem Schlaflabor untersuchen und von den dortigen Experten beraten, was Sie zu einer erholsamen Nachtruhe beitragen können.

Fernsehen als Entspannung?
Immer mehr Menschen verbringen ihren Feierabend vor dem Fernseher. Dabei sind gerade Krimis und Actionfilme als Vorbereitung auf das Schlafengehen ganz und gar nicht geeignet. Und selbst wenn Sie eine Sendung mit ruhiger Handlung sehen: Das helle blaue Licht des Bildschirms wirkt aktivierend auf das Nervensystem. Auch Computerspiele oder andere Aktivitäten am PC sind kein gutes Einschlafritual. Hören Sie lieber ruhige Musik, lesen Sie ein Buch oder tun Sie Ihrem Körper etwas Gutes. Zärtlichkeiten sind die absolut perfekte Entspannungshilfe.

Ebenso problematisch ist, dass akute Stresssituationen, die eine Kampf-oder-Flucht-Reaktion auslösen, nur im seltensten Fall eine erhöhte körperliche Aktivität erfordern. Wenn wir von einem Kollegen oder Vorgesetzten angegriffen werden, reagiert der Körper darauf erst einmal ähnlich wie der eines Steinzeitmenschen auf den Angriff eines wilden Tiers. Aber anders als unsere Ahnen können wir die bereitgestellte Energie und Anspannung nicht physisch umsetzen und dadurch wieder abbauen. Weniger ausgeprägt, aber auf Dauer immer mehr spürbar, reagiert der Organismus auf chronischen Stress, wie permanenten Zeit- und Leistungsdruck. Noch problematischer als Stress am Arbeitsplatz sind Konflikte im Privatleben. Wenn Sie sich nicht mal in Ihren eigenen vier Wänden entspannen und ausruhen können, stößt Ihr Körper schnell an seine Grenzen.

So finden Sie zurück in die Balance

Eigentlich ist der Organismus perfekt ausgestattet, um uns im Gleichgewicht zu halten. Dabei müssen unzählige Größen im Körper wie etwa der Blutdruck, die Herzfrequenz, die Körpertemperatur, der Blutzucker und der Säure-Basen-Haushalt durch das vegetative Nervensystem kontinuierlich überwacht und reguliert werden. Ein optimaler Stoffwechsel ist für die Schmerzfreiheit und Funktion der Muskulatur von zentraler Bedeutung.

Die Steuerung erfolgt in Form sogenannter homöostatischer Regelkreise, die von einer speziellen Hirnregion organisiert werden: dem Hypothalamus. Homöostase ist das griechische Wort für „fließendes Gleichgewicht". Nehmen wir als Beispiel den Blutzuckerspiegel: Der Organismus verbraucht ständig Zucker – mal mehr, mal weniger. Nachschub in Form von Nahrung führen wir dem Körper aber nur in größeren Abständen zu. Der Blutzuckerwert kann also nur stabil gehalten werden, wenn der Organismus Fühler hat, um den Wert zu überwachen – diese Aufgabe erledigen Chemorezeptoren im Hypothalamus –, und er zugleich die Möglichkeit hat, regulierend einzugreifen. Ist der Blutzuckerspiegel zu hoch, etwa nach einer kohlenhydratreichen Mahlzeit, wird das Hormon Insulin ausgeschüttet, das den Zucker aus dem Blut in die Körperzellen transportiert. Ist der Blutzucker zu niedrig, wird Glukagon ausgeschüttet und die Leber wandelt als Glykogen gespeicherte Kohlenhydrate wieder in Zucker um und gibt diesen an das Blut ab. Auch das Stresshormon Cortisol regt die Bereitstellung von Zucker an. Oder der Hypothalamus erzeugt im Hirn das Gefühl „Hunger" und sorgt so dafür, dass dem Körper neue Nahrung zugeführt wird.

Der Weg in die vegetative Dysbalance beginnt immer damit, dass körperliche Bedürfnisse ignoriert werden. Schon Kindern wird beigebracht, sich an äußere Taktgeber und Vorgaben anzupassen. Wir lernen systematisch, Hunger, Durst, Bewegungsdrang und Müdigkeit zu übergehen, um unsere Aufgaben in Schule, Studium, Familie und Beruf so gut wie möglich zu erfüllen. Dadurch verlernen wir aber auch, instinktiv zu spüren, wann, was und wie viel wir wovon essen müssen, um gesund zu bleiben. Wir verlieren das natürliche Bedürfnis, uns regelmäßig zu recken und zu strecken und tief durchzuatmen. Ja tatsächlich: Viele Menschen verlernen sogar das richtige Atmen. Das Außerkraftsetzen der instinktiven Regelkreise bleibt nicht ohne Folgen. Fast alle gro-

!

Koffein und Nikotin können verhindern, dass Sie die Grenzen Ihrer Belastbarkeit richtig einschätzen. Nehmen Sie daher nach 16 Uhr keine stimulierenden Substanzen mehr zu sich.

EMG-Biofeedback als Therapie

Mithilfe von Biofeedback können Sie lernen, die Spannung Ihrer Muskulatur besser zu regulieren; EMG ist die Abkürzung für „Elektromyografie". Dafür werden kleine Elektroden auf die Haut über den verspannten Muskelpartien geklebt und die Aktivität der Muskelfasern (die mit sogenannten Aktionspotenzialen einhergeht) wird in Form eines optischen und akustischen Signals sichtbar gemacht. Je mehr Sie den Muskel entspannen, desto weniger Zeichen zeigt der Bildschirm und desto ruhiger wird das Mikrofon. Schon nach einigen Sitzungen werden Sie in der Lage sein, die Spannung Ihrer Muskeln auch ohne apparative Unterstützung zu spüren und zu regulieren. Biofeedback-Verfahren werden von geschulten Verhaltenstherapeuten angeboten und im Rahmen einer Schmerztherapie auch von Krankenkassen bezahlt.

ßen Zivilisationskrankheiten wie Übergewicht, Zuckerkrankheit (Diabetes), Fettstoffwechselstörungen, Bluthochdruck, chronische Schmerzen oder Burn-out-Syndrom beruhen auf dem Ausfall einer gesunden Selbstregulation.

Bei all diesen Erkrankungen beginnt eine ganzheitliche Therapie damit, dass die Betroffenen geschult werden, sich wieder besser zu spüren. Im medizinisch-therapeutischen Bereich können dafür Biofeedback-Verfahren eingesetzt werden. Dabei wird eine für den Patienten sonst schwer wahrnehmbare Größe wie der Blutdruck oder die Herzkohärenz, also die vom Atemrhythmus abhängige Veränderungen der Herzfrequenz, mit einem Apparat gemessen und auf einem Bildschirm anhand einer visuellen Skala sichtbar gemacht. Fast jeder lernt in kurzer Zeit, den Wert in die gewünschte Richtung zu verschieben. Somit stellt das Biofeedback-Verfahren eine ebenso wirksame wie nebenwirkungsfreie Alternative bei der Behandlung von Bluthochdruck, Herzrhythmusstörungen und anderen Symptomen einer vegetativen Dysbalance dar.

Wechselwirkungen von Organen und Muskeln

Jeder kennt dies aus eigener Erfahrung: Wenn ein Gelenk verletzt oder entzündet ist, verändert man seine Bewegungen automatisch so, dass die betroffene Region möglichst wenig bewegt und belastet wird. Gut so, denn diese intuitive Ruhigstellung ist wichtig für den Heilungsprozess. Für Organe oder Gefäße gilt genau das Gleiche: Bei einer Erkrankung versucht der Organismus nach Möglichkeit, das Organ zu schonen und ruhig zu stellen. Zu diesem Zweck werden reflektorisch die Muskeln in der Umgebung des Organs angespannt. Bei Erkrankungen von Lunge, Herz und den großen Gefäßen wie Hauptschlagader oder Hohlvene betrifft dies vor allem Muskeln von Brustkorb, Halswirbelsäule und Schultergürtel. Wenn es Magen oder Leber und Galle nicht gut geht, baut das Zwerchfell Spannung auf. Bei Erkrankungen der Bauchorgane ist die Rumpfwand betroffen und bei Problemen mit den Unterleibsorganen verspannen sich Beckenboden, Gesäß und Hüftmuskeln. Ein erfahrener Arzt kann daher bei akut schmerzhaften Erkrankungen oft schon mittels einer gründlichen Blickdiagnose herausfinden, welches Organ betroffen ist.

Die Nervenverbindungen nutzen

Bei Muskelverspannungen, die auf chronische Erkrankungen von inneren Organen zurückzuführen sind, sind Akupunktur, Shiatsu oder Fußreflexzonenmassage wertvolle therapeutische Methoden. Denn diese Verfahren wirken über genau die Nervenverbindungen (Reflexbögen), die auch dafür verantwortlich sind, dass sich die Muskeln in Reaktion auf die Organerkrankung verspannen.

Es kann passieren, dass sich auch nach Abklingen der akuten Erkrankungsphase die Spannung in den mitbetroffenen Muskeln nicht ganz auflöst. Der Grund dafür: Da die Heilung ganz allmählich und in kleinen Schritten vonstattengeht, erhält das Nervensystem kein klares und eindeutiges Signal, ab wann die muskuläre Schutzreaktion nicht mehr benötigt wird. Im folgenden Kapitel erfahren Sie, wie Sie dieses Signal geben können.

Release – der beste Weg in die Entspannung

Egal, aufgrund welcher der vielen möglichen Ursachen ein Muskel im Einzelfall verspannt ist: Letztlich ist es immer das Nervensystem, das dem Muskel befiehlt, genau diese Spannung aufrechtzuerhalten. Der beste und nachhaltigste Weg in die Entspannung ist also, den fehlerhaften Sollwert zu korrigieren. Die „Release"-Methode ist daher sehr viel mehr als einfach nur Loslassen, soweit es bewusst möglich ist. Sie nutzt auf intelligente Weise die unwillkürlichen Aspekte der Spannungsregulation.

Die verschiedenen Dimensionen von Entspannung

Es ist gar nicht so einfach, für die verschiedenen Qualitäten von Entspannungsprozessen passende deutsche Begriffe zu finden. Die englischen Begriffe sind hingegen schön griffig. Man unterscheidet drei Dimensionen.

- **Relax:** Mit dem Wort „Relax" bezeichnet man das bewusste Loslassen eines Muskels – im Gegensatz zur bewussten Anspannung. Dieses Loslassen ist eine notwendige, aber keine hinreichende Voraussetzung für die anderen beiden Dimensionen von Entspannung. Jeder hat diese Erfahrung schon an sich selbst gemacht: Wie gerne würden wir diese hartnäckigen Knoten im Nacken oder im Rücken loswerden, aber die Muskeln haben so ihr Eigenleben. Denn sie erhalten nicht nur Befehle aus dem Großhirn, sondern es mischen sich auch andere Instanzen des Gehirns, die nicht unserer bewussten Kontrolle unterliegen, in die Spannungsregulation ein.
- **Release:** Mit dem Wort „Release" bezeichnet man all jene Entspannungsprozesse, die darauf abzielen, die Ruhespannung eines Muskels zu reduzieren. Es wird also in irgendeiner Art auf die unwillkürlichen Regulationsprozesse des Nervensystems Einfluss genommen. Sie haben in den vorangegangen Kapiteln

schon zwei wichtige Instanzen kennengelernt, die hier eine wichtige Rolle spielen: Das γ-Motoneuronsystem befehligt die Muskelspindeln und bestimmt so, wie empfindlich ein Muskel auf Dehnungsreize mit Anspannung reagiert. Und das sympathische Nervensystem nimmt Einfluss auf die Aktivität der Myofibroblasten und damit auf das Spannungsniveau der Faszien.

- **Unwinding:** Die dritte Dimension von Entspannung bezeichnet man im Englischen mit dem Wort „Unwinding" – ein Vorgang, der sich auch in unbelebter Materie abspielen kann. Denken Sie an die spiralförmigen Kabel, die in den guten alten Zeiten den Telefonhörer mit dem eigentlichen Telefon verbanden. Diese Kabel pflegten sich regelmäßig zu verdrillen und zu verheddern. Aber vielleicht erinnern Sie sich noch an den einfachen Trick, mit dem sich das Kabel wieder entzerrte: Man ließ einfach den Hörer frei nach unten hängen und wie von selbst setzte er sich in Bewegung und drehte sich so lange um sich selbst, bis sich alle Spannung aus dem Kabel gelöst hatte. Solche Unwinding-Prozesse können auch im menschlichen Körper auftreten. Vermutlich lösen sich dabei Spannungen, die sich durch mechanische Einwirkungen in den Kollagen- und Elastinfasern des Fasziensystems aufgebaut haben.
Relax und Release sind Voraussetzungen für so einen Unwinding-Prozess, aber oft ist noch ein zusätzlicher kleiner mechanischer Impuls erforderlich, wie im Beispiel der Telefonschnur das Gewicht des Hörers; im Körper „drehen" sich die Kollagenfasern der Faszien „aus". Unwinding vertieft und komplettiert den Entspannungseffekt, der durch Relax und Release erzielt werden kann.

Begleitphänomene von Release-Prozessen

Vielleicht ist Release ein ganz neues Erlebnis für Sie und Sie fragen sich: Wie merke ich, dass ich wirklich diese Dimension von Entspannung erreicht habe? Ganz einfach: Es gibt ein paar charakteristische Begleitphänomene, die Sie hoffentlich bald an sich selbst beobachten können, wenn Sie beginnen, mit den Übungen aus dem Praxisteil zu arbeiten. Zum einen wird ein Muskel, der sich auf diese Weise entspannt, üblicherweise ganz warm. Dafür sind vermutlich mehrere Faktoren verantwortlich. Wenn die Binnenspannung des Muskels abnimmt, kann das Blut besser fließen. Womöglich ändert sich durch die Reduktion der Sympathikusaktivität auch die Gefäßwandspannung in der Haut über dem Muskel und sie wird ebenfalls intensiver durchblutet. Und höchstwahrscheinlich passieren in dem unvollständig erforschten System der Faszien Dinge, die wir zurzeit noch gar nicht verstehen. Letztlich ist Spannung immer eine Form von gespeicherter Energie. Wenn die Spannungsenergie den Körper verlassen soll, kann sie sich nicht in Nichts auflösen – das ist ein physikalisches Naturgesetz. Also muss sie sich in eine andere Form von Energie umwandeln: in Bewegungsenergie, wie beim Unwinding, oder eben in Wärme. Diese kann der Körper dann mühelos an die Umgebung abgeben. Weitere Begleitphänomene sind Veränderungen des Atemrhythmus, das Bedürfnis, tief durchzuatmen, zu gähnen oder zu seufzen. Auch der Herzschlag kann sich verändern, der Darm kann zu glucksen beginnen. All dies sind Zeichen einer Umstimmung des vegetativen Gleichgewichts, einer Verminderung der Sympathikusaktivität bei gleichzeitiger Zunahme der Aktivität des Parasympathikus. Sie zeigen an, dass Ihr Körper bereit ist zu regenerieren.

Wenn Muskeln zittern
Im Rahmen des Release-Vorgangs können Muskeln zittern oder vibrieren – vor allem dann, wenn die Spannungen durch ein Trauma verursacht wurden. Konzentrieren Sie sich ganz auf das Gefühl der Schwere in Ihrem Körper, dann kommt er allmählich wieder zur Ruhe.

Rahmenbedingungen für Release-Prozesse

Release lässt sich nicht willentlich machen und schon gar nicht erzwingen. Diese Dimension von Entspannung können Sie nur einladen. Schaffen Sie sich also zum Üben eine angenehme Umgebung. Wichtig ist zum Beispiel eine angenehme Temperatur: Frieren stimuliert das sympathische Nervensystem und erhöht die Ruhespannung der Muskulatur, damit durch die erhöhte Stoffwechselaktivität mehr Wärme produziert wird. Sorgen Sie auch für schöne Beleuchtung; helles, kaltes Licht wirkt nicht entspannungsfördernd. Stellen Sie außerdem sicher, dass Sie nicht gestört werden, und planen Sie genug Zeit ein.

Übung macht den Meister
Machen Sie die Übungen regelmäßig in dem beschriebenen angenehmen Umfeld. Je vertrauter Sie mit den Übungen werden, desto besser wird es Ihnen gelingen, ihren heilsamen Effekt auch bei weniger guten Verhältnissen zu erzielen, etwa zwischendurch im Büro. Schließlich gilt wie in jedem anderen Lebensbereich auch für die Entspannung: Nur Übung macht den Meister.

Keine Hektik Wenn Sie innerlich „auf dem Sprung“ sind, wird es Ihnen nicht gut gelingen, tief zu entspannen. Denn in so einer Erwartungshaltung wird das γ-Motoneuronsystem aktiviert; genau das ist seine Aufgabe. Wenn ein Sprinter im Startblock sitzt und auf den Startschuss wartet, wird dieses System voll aufgedreht. Die Muskulatur wird fazilitiert, das heißt, ihre Reizschwelle wird herabgesetzt und so die Anspannungsbereitschaft gefördert. Dies ermöglicht dem Athleten, in Sekundenbruchteilen zu reagieren und maximal zu beschleunigen.

Das Aktivitätsniveau des γ-Motoneuronsystem wird also durch psychische Einflüsse moduliert. Wenn Sie sich in einer Umgebung unwohl fühlen, stellt sich Ihr Körper unbewusst auf Kampf oder Flucht ein. Auch wenn Sie unter Zeit- oder Leistungsdruck stehen und erst recht, wenn Sie Angst haben, den Anforderungen nicht gewachsen zu sein, steigt die Spannung im Körper. Genauso erhöhen Schlafmangel, Psychostimulanzien wie Koffein, hormonelle Störungen wie eine Schilddrüsenüberfunktion oder Störungen des Mineralhaushaltes wie ein Kalzium- oder Magnesiummangel die Fazilitierung der Muskulatur.

Keine Gewalt Durch nichts wird das γ-Motoneuronsystem stärker aktiviert als durch Schmerzen. Deswegen ist es ja oft so schwer, Schmerzen zu beseitigen. Schmerz erzeugt Spannung und Spannung erzeugt Schmerzen – ein Teufelskreis. Bei akuten starken Schmerzen kann es deswegen sehr sinnvoll und hilfreich sein, Schmerzmedikamente zu nehmen, um zu verhindern, dass Schmerz und Spannung sich gegenseitig in die Höhe treiben. Auch bei chronischen Schmerzen, deren Ursache sich nicht beseitigen lässt, wird die Einnahme von Schmerzmedikamenten empfohlen, um die Ausweitung der Symptome durch reaktive Muskelverspannung zu verhindern. Bei Schmerzen, die nur durch Verspannungen bedingt sind, sollten Sie eine nachhaltigere Lösung suchen, denn Medikamente haben natürlich Nebenwirkungen und Risiken.

TENS-Therapie gegen Schmerzen

Transkutane elektrische Nervenstimulation, abgekürzt TENS-Therapie, ist eine praktisch nebenwirkungsfreie Alternative zu Medikamenten bei chronischen Schmerzen. Mithilfe von Klebeelektroden im Bereich der Wirbelsäule hemmen elektrische Impulse die Weiterleitung von Schmerzsignalen im Rückenmark. Lassen Sie sich von einem spezialisierten Schmerztherapeuten beraten.

Der Teufelskreis von Schmerz und Spannung lässt sich nicht mit Gewalt durchbrechen. Schmerzhaftes Durchkneten oder forciertes Dehnen von Muskeln über die Schmerzgrenze hinaus ist oft eher kontraproduktiv. Der Weg aus dem Dilemma heißt Release.

Nicht zu vergessen: Schmerz aktiviert auch das sympathische Nervensystem. Es kommt also nicht nur auf der Ebene der Muskelfasern, sondern auch im Fasziensystem zu einer gesteigerten Spannung. Und hier gibt es ebenfalls diverse Teufelskreise: Höhere Sympathikusaktivität bedeutet schlechteren Schlaf. Das wiederum bedeutet schlechtere Entspannung der Muskeln über Nacht usw.

Wie funktioniert Release ganz praktisch?

Die nötigen Techniken, um in einem therapeutischen Kontext einen Release-Prozess von Muskeln und Faszien in Gang zu setzen, wurden von Osteopathen entwickelt. Die Osteopathie ist eine mehr als hundert Jahre alte manualtherapeutische Methode, die in den USA und anderen englischsprachigen Ländern weit verbreitet und voll in das medizinische System integriert ist. Ein Osteopath vermag ohne Apparate oder Medikamente nur mit seinen Händen Spannungen im Gewebe aufzufinden und zu lösen. Dabei nehmen Sie die Behandlung wegen der sanften Berührungen und minimalen Bewegungen oft kaum wahr. Seit zehn bis zwanzig Jahren interessierten sich auch in Deutschland immer mehr Ärzte und Physiotherapeuten für diese Techniken. Aber hier ist „Osteopath" noch immer kein anerkannter Beruf, ja nicht einmal eine offiziell anerkannte Zusatzbezeichnung, und nur Heilpraktiker haben die Möglichkeit, osteopathische Leistungen über ihre Gebührenordnung abzurechnen. Trotzdem suchen immer mehr Menschen Hilfe bei osteopathisch geschulten Therapeuten, denn die Methode ist sanft, gründlich und nachhaltig.

!

„Strain" ist das englische Wort für mechanischen Stress, „to counter" heißt „entgegenwirken".

Strain und Counterstrain – eine Zufallsentdeckung

Fast alle osteopathischen Techniken sind intuitiv entstanden. Engagierte Therapeuten knobelten an Lösungen für Problempatienten, probierten dies und das, und wenn eine Strategie Erfolg hatte, versuchten sie das Gleiche bei weiteren Schmerzgeplagten. Auf diese Weise versuchten sie, ihr Vorgehen immer weiter zu systematisieren. Was dabei im Organismus genau passiert, wurde oft erst viel später von interessierten Wissenschaftlern untersucht. Anfang der 1960er-Jahre sah sich der osteopathisch geschulte Arzt Lawrence H. Jones konfrontiert mit einem jungen Mann, der seit vier Monaten unter extremen Rückenschmerzen litt und nicht mehr aufrecht stehen konnte. Nachts wachte er alle 15 Minuten auf, weil es ihm nicht gelang, irgendeine schmerzfreie Lage zu finden. Er bat Dr. Jones, ihm dabei zu helfen, wenigstens eine schmerzfreie Schlafposition zu finden. Die beiden mussten 20 Minuten herumprobieren, bis es ihnen gelang. Die Position sah zwar grotesk und unbequem aus, aber der Mann war seit langem erstmals schmerzfrei. Dr. Jones benutzte Kissen und Decken, um den Patienten in genau dieser Position zu lagern, damit er die Schmerzfreiheit eine Weile genießen konnte. Und siehe da, als er nach 20 Minuten aufstand, konnte er sich ungehindert aufrichten – er war und blieb schmerzfrei.

Nach diesem scheinbaren Wunder probierte Dr. Jones das Prinzip der schmerzfreien Positionierung bei allen seinen Patienten aus. Er entdeckte, dass wenige Minuten in der schmerzfreien Lage ausreichen konnten, um einen Schmerz vollständig aufzulösen. Er bestimmte spezielle Druckpunkte (Tenderpoints), um nicht immer neu nach einer passenden Position suchen zu müssen, sondern direkt von Symptomen und Untersuchungsbefund auf die am besten geeignete Lage schließen zu können.

Sharon Weiselfish-Giammatteo, die Begründerin der Integrative Manual Therapy, besuchte Kurse bei Dr. Jones und begann die Methode Anfang der 1980er mit seinem Einverständnis weiterzuentwickeln. Unter dem Namen „Advanced Strain und Counterstrain" entwarf sie nach dem gleichen Prinzip Techniken zur Entspannung der sogenannten Diaphragmen, also der quer im Körper verlaufende Strukturen wie Zwerchfell und Beckenboden, sowie für die Entspannung von Organen und Gefäßen. Sie machte auch deutlich, dass der Tenderpoint als Diagnostikum nicht zwingend notwendig ist, sondern dass die Positionen passend zu einzelnen verspannten Muskeln ausgewählt werden können.

> **!**
> Für viele Strain-und-Counterstrain-Positionen benötigen Sie keinen Therapeuten. Wie Sie das Prinzip der schmerzfreien Lagerung für sich selbst nutzen können, erfahren Sie ab Seite 72.

Die schmerzfreie und spannungsarme Lagerung eines Muskels sorgt für eine Defazilitierung des γ-Motoneuronsystem und so für eine Korrektur eines zu hohen Sollwertes in der Ruhespannung. Neben dem Feedback über die Muskelspindeln nutzen manche Techniken dazu auch andere Feedback-Mechanismen im Körper. Bringt man etwa ein Gelenk an den Anschlag der Streckung, reduziert das Nervensystem reflektorisch die Spannung in der Streckmuskulatur, um einer weitere Überstreckung vorzubeugen.

Pressure Release – die Lösung für Triggerpunkte

Strain und Counterstrain ist eine Release-Technik, die global auf den Spannungszustand des gesamten Muskels wirkt. Nicht immer gelingt es jedoch, durch diese Technik auch Triggerpunkte in einem Muskel vollständig zu beseitigen. Denn im Bereich dieser lokalisierten Verspannungen können sich aufgrund der Energiekrise die Myosin-Köpfchen nicht von den Aktin-Filamenten lösen – selbst wenn auf der Ebene des Nervensystems eine Sollwertkorrektur stattgefunden hat. Janet G. Travell und David G. Simons, über deren Arbeit Sie auf Seite 35 schon einiges erfahren haben, entwickelten verschiedene therapeutische Ansätze, um Triggerpunkte aufzulösen. Zur Selbsthilfe eignet sich davon am besten das Prinzip „Pressure Release“ – im Grunde eine Biofeedback-Methode ohne Geräte. Pressure Release funktioniert so: Es wird sanfter Druck auf den Triggerpunkt ausgeübt, gerade an der Schwelle, wo der Druck schmerzhaft zu werden beginnt. Im Verlauf des Atemzyklus treten immer kleine Schwankungen der Muskelspannung auf. Beim Einatmen erhöht sich die Spannung ein klein wenig, beim Ausatmen wird sie etwas geringer. Die Feedbacksysteme des Körpers melden an das Nervensystem: Wenn die Spannung nachlässt, tut es weniger weh. Natürlich will das Nervensystem dem Schmerz gerne ausweichen; der Klügere gibt schließlich nach. Es reduziert also die Spannung in den Muskelfasern, die mit dem Triggerpunkt in Serie geschaltet sind; der Triggerpunkt selbst hat sich ja vorübergehend aus dem Spannungsregulationssystem ausgekoppelt. Wenn aber die Fasern, die im Verlauf des Muskels vor und hinter ihm liegen, entspannen, sinkt die Binnenspannung im Triggerpunkt ebenfalls. Die Durchblutung verbessert sich, die Energiekrise wird beendet und die Verspannung kann sich lösen.

Die Behandlung durch Wärme unterstützen

Nach einer Pressure-Release-Behandlung sollten Sie auf die entsprechenden Stellen eine feuchte Wärmepackung auflegen, um Milchsäure und andere Stoffwechselprodukte aus dem Muskel auszuschwemmen.

Sanft dehnen und bewegen

Dehnungen und Bewegungsübungen entsprechen zwar nicht in Reinform dem Release-Prinzip. Wenn Sie aber durch die Release-Übungen das Gefühl für den Spannungszustand Ihrer Muskeln geschult haben, können Sie lernen, diese auf eine Art und Weise zu dehnen und zu bewegen, die ähnliche Wirkungen erzielt. Entscheidend ist das Bewusstsein, dass Muskeln immer das tun, was das Nervensystem von ihnen will. Die Fähigkeit, auf den Spannungszustand Ihres Körpers Einfluss zu nehmen, verbessert sich und Sie können sie auch im Alltag immer besser nutzen. Der Königsweg zu einem schmerzfreien entspannten Alltag lässt sich eigentlich in wenigen Worten zusammenfassen: Feel your body without strain – zu Deutsch: Tu etwas, was dir hilft, deinen Körper besser zu spüren, ohne ihn dabei unter Stress zu setzen.

Wenn Schmerz zur Krankheit wird

Mit Hilfe dieses Kapitels sollen Sie verstehen lernen, was der Unterschied ist zwischen akuten und chronischen Schmerzen und warum das, was im einen Fall heilsam ist, im anderen Fall schädlich sein kann. Dieses Wissen ist eine wichtige Grundlage, um chronische Schmerzen überwinden zu können oder im Fall eines akuten Schmerz-Ereignisses, das die Zukunft vielleicht für Sie bereithält, eine Chronifizierung zu vermeiden.

Akute und chronische Schmerzen

Akuter Schmerz – ein Warnsignal

Viele schmerzgeplagte Menschen stellen sich vor: Nie wieder Schmerzen – das wäre ein Traum! Aber das stimmt nicht. Akute, also plötzlich auftretende Schmerzen sollen ein Warnsignal sein. Sie weisen uns in der Regel darauf hin, dass etwas nicht stimmt. Das kann eine Entzündung sein, eine Überlastung durch zu viel Druck oder zu viel Zugspannung im Gewebe oder eine Verletzung. Wird der Auslöser beseitigt, halten sie nicht länger an.

Keine Schmerzen empfinden zu können, das ist ein Alptraum. Ab und zu passiert es, dass ein Kind auf die Welt kommt, das aufgrund eines Gendefektes keinerlei Schmerzempfinden hat. Diese Kinder haben schlechte Überlebenschancen. Sie verletzen sich viel häufiger als andere Kinder, da eine Verletzung ihnen eben nicht wehtut und nicht dazu führt, dass sie vergleichbar gefährliche Situationen in Zukunft meiden. Sie merken nicht, wenn ihre Mandeln vereitert sind oder der Blinddarm entzündet ist, oder eben erst, wenn hohes Fieber auftritt – und dann kann es für eine erfolgreiche Behandlung schon zu spät sein. Nur wenige von ihnen erreichen das Erwachsenenalter.

Dies zeigt sehr eindrücklich, wie wichtig es ist, dass Verletzungen und Entzündungen wehtun: Der Schmerz sorgt dafür, dass wir die Wunde versorgen, die verletzte Gliedmaße schonen, wegen der Entzündung medizinische Hilfe suchen. Das Abklingen des Schmerzes im Verlauf des Heilungsprozesses signalisiert uns, wann wir wieder gesund und normal belastbar sind. Und schmerzhafte Erfahrungen haben einen Lerneffekt: Wir sind in Zukunft vorsichtiger.

Chronischer Schmerz – wenn Vermeidung zur Falle wird

Bei einer Verletzung oder einer Entzündung ist Schonung eine notwendige Voraussetzung für die Abheilung. Mediziner sprechen gerne vom PECH-Prinzip. Das P steht für Pause, das E für Eis oder Kühlen, das C für Kompression und das H für Hochlegen. Wer sich daran hält, ist gut beraten – so lässt sich die Schwellung in Grenzen halten, die aufgrund zerrissener oder undichter Gefäße auftritt und den Schmerz weiter verstärken kann, wenn das Gewebe dadurch stark unter Spannung gesetzt wird. Wer es schafft, größere Blutergüsse zu vermeiden, darf auch mit einem schnelleren Heilungsprozess rechnen, denn dann hat der Körper weniger „Aufräumarbeit".

E, C, und H sind nur in den ersten Tagen erforderlich, die notwendige Pause kann abhängig vom Ausmaß des Strukturschadens Wochen bis Monate dauern. Wobei im Verlauf des Rehabilitation die Belastung nach und nach wieder gesteigert werden muss, da der Körper nur so die notwendigen Reize und Informationen erhält, um die Reparatur von Haut, Faszien, Bändern, Muskeln und Knochen optimal steuern zu können. Wer es in dieser Phase aus Angst vor Schmerzen mit der Entlastung übertreibt, riskiert den Übergang in ein chronisches Leiden.

Noch problematischer ist übertriebene Schonung, wenn Schmerzen gar nicht durch eine Verletzung, sondern nur durch eine Funktionsstörung der Muskulatur bedingt sind. Sie haben weiter oben erfahren, dass die akute oder chronische Überforderung eines Muskels zur Entstehung von Triggerpunkten und so zum Auftreten von Schmerzen führen kann. Wer darauf in der gleichen Weise reagiert wie auf eine Verletzung, kann in einen Teufelskreis geraten: Durch Inaktivität wird der betreffende Muskel noch schwächer, als er vorher war. Der Triggerpunkt löst sich durch Ruhigstellung nicht in jedem Fall auf, kann aber von einem aktiven in einen latenten Zustand übergehen. Das Problem dabei ist: Beim nächsten Versuch, die Aktivität wieder aufzunehmen, durch die der Triggerpunkt verursacht wurde, reicht aufgrund des Verlustes von Kraft und Kondition sowie Koordinationsstörungen bereits eine geringere Belastung aus, um die Schmerzen wieder aufflammen zu lassen – oder neue Schmerzen in benachbarten Muskeln zu erzeugen, die versuchen, den primär schmerzhaften Muskel zu entlasten. So können die Probleme nicht nur chronifizieren, sondern sich dazu noch ausweiten.

Die Schmerz-Angst-Spirale und das Schmerzgedächtnis

Wie erwähnt: In einem gewissen Umfang soll Schmerz Angst erzeugen. Wir sollen etwas daraus lernen, wenn wir uns verletzt oder überfordert haben. Es ist sinnvoll, echte Gefahrensituationen zu meiden und sich umfangreiche Arbeiten besser einzuteilen oder für schwere Arbeiten jemanden um Hilfe zu bitten.

Wenn die Schmerzangst jedoch Alltagssituationen betrifft, kann es problematisch werden. Wer schon mal einen Bandscheibenvorfall hatte, der auf einen Nerv gedrückt hat, der weiß, dass es dann schon zur Qual werden kann, sich im Bett zu drehen, morgens aufzustehen, den Weg ins Bad zurückzulegen, die Zähne zu putzen und sich anzuziehen. In solchen und vergleichbaren Situationen ist eine professionelle und effektive Schmerztherapie extrem wichtig, damit es nicht zur Ausbildung eines „Schmerzgedächtnisses“ kommt.

Was ist damit gemeint? Fast jeder medizinische Laie hat in seinem Leben schon mal den Begriff „Phantomschmerz“ gehört. Diese Bezeichnung wird verwendet für das Phänomen, dass ein Körperteil auch dann noch wehtun kann, wenn es gar nicht mehr vorhanden ist. Das kann nach der Amputation von Gliedmaßen passieren, insbesondere wenn der Betroffene davor über längere Zeit unter Schmerzen gelitten hat (z. B. wegen Durchblutungsstörungen) oder zwar nur kurze Zeit, dafür aber unter unerträglichen Schmerzen (z. B. weil die Extremität eingequetscht war und es eine Weile dauerte, bis der Betroffene aus dieser Situation befreit werden konnte). In so einer Situation wird jede Minute zu einer gefühlten Ewigkeit. Phantomschmerz beweist eindrücklich: Wir können Schmerz empfinden, unabhängig davon, ob dieser Schmerz zu diesem Zeitpunkt auch tatsächlich in der Peripherie des Körpers ausgelöst wird.

Das ist so, weil das Nervensystem außerordentlich komplex ist. Es gibt keine direkte Verbindung zwischen dem Schmerzrezeptor in der Peripherie und dem Gehirnareal, wo der Schmerz bewusst wahrgenommen wird. Eine erste Nervenzelle transportiert die Information nur bis ins Rückenmark. Dort wird die Information weitergereicht an eine zweite Nervenzelle, die verantwortlich ist für die Weiterleitung bis in den Thalamus, ein großes Kerngebiet in der Mitte des Gehirns. Dort wird sie an eine dritte Zelle übermittelt, die sie weiterleiten kann bis in die Hirnrinde – erst dort wird ein Sinneseindruck bewusst. Jedes Mal, wenn ein Nervenimpuls von einer Zelle zu der nächsten Zelle übertragen wird, kann er entweder abgeschwächt oder verstärkt werden. Und er kann assoziativ verknüpft werden mit anderen Sinneseindrücken und mit Gefühlen.

Wir „lernen" Schmerzen

Die wichtigste Regel für Lernvorgänge (d. h. das „Einprägen" von Erfahrungen in unser Nervensystem) lautet auf Englisch: „Neurons that fire together wire together." Übersetzt heißt das: Nervenzellen, die gleichzeitig aktiv sind („feuern"), werden miteinander zu einem Netzwerk verknüpft. Wenn ein Mensch also über einen ge-

!

Jeder Mensch empfindet Schmerz auf individuelle Weise. Die Schmerzwahrnehmung hängt von körperlichen, sozialen und psychologischen Gegebenheiten ab.

wissen Zeitraum unter Schmerzen gelitten hat und gleichzeitig unter Gefühlen wie Angst, Hilflosigkeit und Wut, dann können später die besagten Gefühle mit der Empfindung von Schmerz einhergehen, weil das entstandene Netzwerk aktiviert wird – ohne dass die Schmerzrezeptoren in der Peripherie gereizt werden. Noch schlimmer: Wenn eine Zeitlang jede Bewegung wehtat und der Betroffene deswegen immer mehr Angst entwickelt hat, sich zu bewegen, wenn er begonnen hat zu „katastrophisieren" („Es wird nie wieder weggehen! Ich werden im Rollstuhl enden!"), wenn deswegen Bewegung, Angst und Schmerz assoziativ verknüpft wurden, dann kann es sein, dass ihm Bewegung weiter wehtut, obwohl die auslösende Schmerzursache (wie etwa ein Bandscheibenvorfall) operativ erfolgreich entfernt wurde. Diese Situation ist dann noch erheblich komplizierter als der klassische Phantomschmerz, weil neben der „Phantom"-Komponente natürlich noch reale Schmerzursachen (wie Triggerpunkte) fortbestehen können, die sich nur bessern lassen, wenn der Patient wieder aktiver wird und seine Muskeln so benutzt, wie es ihrer Natur entspricht. In solchen Fällen hilft am besten ein sogenanntes multimodales Behandlungsprogramm in einer spezialisierten Klinik, wo die Betroffenen gründlich über diese Zusammenhänge informiert werden und neben Medikamenten auch Krankengymnastik, Trainingstherapie und Psychotherapie erhalten, Entspannungsverfahren lernen und im Rahmen von Kreativtherapien ihren Gefühlen auf andere Weise Ausdruck verleihen können.

Schmerz überwinden

Der Netzwerkcharakter unseres Nervensystems kann zwar – wie oben geschildert – zu unerwünschten Eskalationen führen. Aber er gibt Menschen auch die Chance, Schmerzen zu kontrollieren und zu überwinden. Bei vielen sogenannten Naturvölkern, die unter harten Bedingungen leben und nur über begrenzte Möglichkeiten verfügen, Verletzungen zu versorgen oder Entzündungen zu behandeln, werden Kinder und Jugendliche durch verschiedenste Rituale und Trancetechniken systematisch geschult, Schmerzreize zu tolerieren. Durch Prozeduren wie Tätowieren, das Anbringen von Schmucknarben oder das Durchbohren der Ohrläppchen wird der Schmerzreiz assoziativ damit verknüpft, „dazuzugehören", in der Hierarchie der Gemeinschaft aufzusteigen; also mit positiven Gefühlen, mit Stolz und einer Erhöhung des Selbstwertgefühls. Auf der neurophysiologischen Ebene bedeutet das: Die schmerzhemmenden Systeme in Rückenmark und Thalamus werden trainiert. Der Körper produziert dabei Opiate – auch Endorphine genannt.

In unserer Kultur übernimmt nicht selten Sport diese Aufgabe. In keiner Mannschaftssportart geht es ohne Verletzungen ab. Die Spieler nehmen das der Spielfreude und dem Wir-Gefühl zuliebe in Kauf. Auch bei vielen Individualsportarten muss man ein gewisses Maß an Qual auf sich nehmen, um ein bestimmtes Leistungsniveau zu erreichen, und wird dafür durch Bewegungslust und unvergessliche Naturerlebnisse belohnt. Es wurde vielfach nachgewiesen, dass Leistungssportler aufgrund dieser Abhärtung durchschnittlich weniger schmerzempfindlich sind als Untrainierte. Deswegen wird Ausdauersport wann immer möglich in das Therapieprogramm von Schmerzpatienten integriert.

Wieder auf die eigenen Fähigkeiten vertrauen

Das wichtigste Stichwort, um Schmerzen bewältigen zu lernen, lautet: Selbstwirksamkeitsüberzeugung. Das ist der Gegenpol zu den Gefühlen von Hilflosigkeit und Ohnmacht, die zu der Entstehung einer chronischen Schmerzsymptomatik beitragen können. Auch wer keinen Sport mehr treiben und vielleicht vor Schmerzen nicht mal mehr die normalen Alltagsaktivitäten bewältigen kann, kann aktiv etwas für sich selbst tun. Solange das Hirn funktioniert – und wenn Sie bis hier gelesen haben, dann ist das bei Ihnen definitiv der Fall –, können Sie Rituale lernen, um Ihre Situation zu verbessern. Sie können lernen, Ihre Aufmerksamkeit bewusster zu steuern. Also auch weg vom Schmerz.

!

Sie können Ihre Schmerzen „verlernen“, dabei helfen Ihnen verschiedene therapeutische Techniken.

Akuter Schmerz soll die Aufmerksamkeit fokussieren auf den Ort der Schmerzentstehung. Er hat Appellcharakter – tu etwas dagegen! Das ist sinnvoll. Bei chronischen Schmerzen ist es dagegen kontraproduktiv, wenn sie zu viel Aufmerksamkeit binden. Wenn man die Schmerzursache nicht (mehr) beheben kann, dann ist es besser, man tut wenigstens etwas, das wirksam davon ablenkt und positive Gefühle erzeugt: den Kontakt mit guten Freunden pflegen, ein interessantes Buch lesen, einen spannenden Film anschauen, Musik hören, Handarbeiten, was immer Ihnen Freude macht.

Wenn es Ihnen nicht gelingt, solche Aktivitäten zu genießen, weil der Schmerz sich immerzu hartnäckig in den Vordergrund des Bewusstseins schiebt, dann müssen Sie etwas methodischer vorgehen. Es gibt verschiedene therapeutische Techniken, mit denen Sie mehr Kontrolle über Ihr Nervensystem gewinnen können. Eine der bekanntesten ist die achtsamkeitsbasierte Stressreduktion nach John Kabat-Zinn. Eine andere meditationsähnliche Methode hat Dr. Daniel Siegel entwickelt unter dem Namen „Achtsamkeits-Rad“. Menschen, die sich schwer tun, länger still zu sitzen oder zu liegen, können ein „Klopf-Ritual“ lernen, um sich von belastenden Gefühlen und Gedanken zu distanzieren. Mehr über diese Methode (PEP genannt = Prozess- und Embodimentfokussierte Psychologie) können Sie mit Hilfe der Bücher und YouTube-Videos von Dr. Michael Bohne lernen. Eine weitere bewährte Methode ist Hypnose. Unter Anleitung eines versierten Hypnotherapeuten können Menschen lernen, ihr Schmerzempfinden so vollständig „auszublenden“, dass sie zahnärztliche Eingriffe, Augenoperationen oder eine Magen-Darm-Spiegelung ohne die sonst üblichen Betäubungsmaßnahmen mühelos überstehen. Mehr noch: Durch geeignete Suggestionen im Rahmen der Hypnoseinduktion kann die Blutungsneigung reduziert, die Schwellung begrenzt und der Heilungsprozess beschleunigt werden. Viele Menschen können auch lernen, sich selbst in Hypnose zu versetzen, um sich belastenden Situationen zu erleichtern. Im Anhang finden Sie Literaturtipps zu allen genannten Optionen.

Ein wichtiger Grundsatz in der Rehabilitation lautet: Nichts hilft allen, aber jedem hilft etwas! Lassen Sie sich nicht entmutigen, wenn die ersten Versuche nicht den gewünschten Erfolg bringen. Jeder Mensch braucht sein eigenes, maßgeschneidertes Programm, er muss seine persönlichen Talente und Fähigkeiten gezielt nützen, um von einer Schmerzerkrankung zu gesunden. Auch das Verlernen von Schmerzen ist ein Lernprozess, denn alte assoziative Verbindungen müssen gelöst und neue müssen geschaffen werden. Und das erfordert Wiederholung, also Üben, Üben, Üben. Wenn Sie aber nach zwei bis drei Wochen nicht den geringsten Fortschritt spüren, dann probieren Sie besser etwas anderes.

Häufig verspannte Muskeln

Tiefe Hüft- und Rückenmuskeln

Sie verspannen sich bei Menschen mit Hüftproblemen oder einem Beinlängenunterschied und bei langem Sitzen.

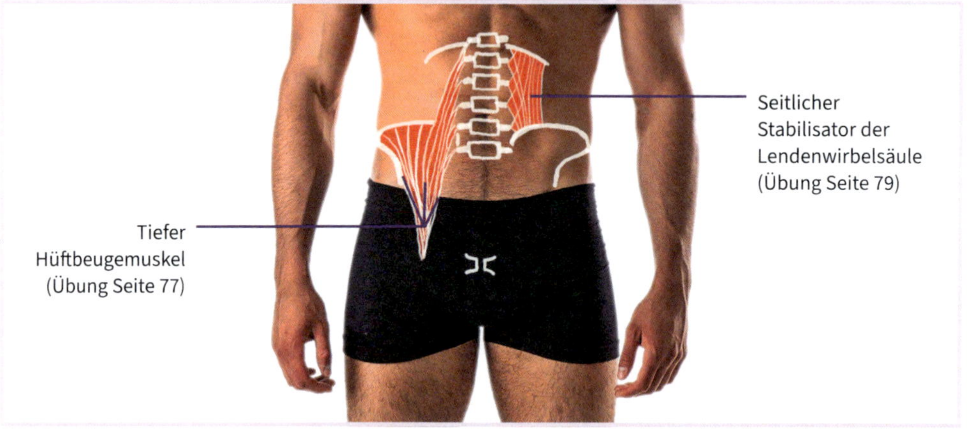

Vorder- und Innenseite des Oberschenkels

Nach intensivem Sport ist Entspannung dieser Muskeln eine Wohltat. Sie schützen so auch Ihr Kniegelenk vor Verschleiß.

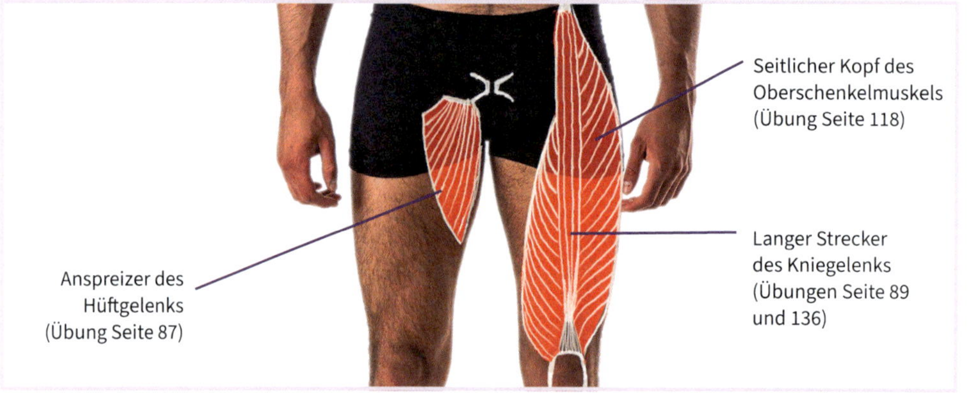

Das Zwerchfell

Die Entspannung des Zwerchfells lässt Sie wieder tief durchatmen. Gleichzeitig verbessert sich die Drehfähigkeit des Rumpfes.

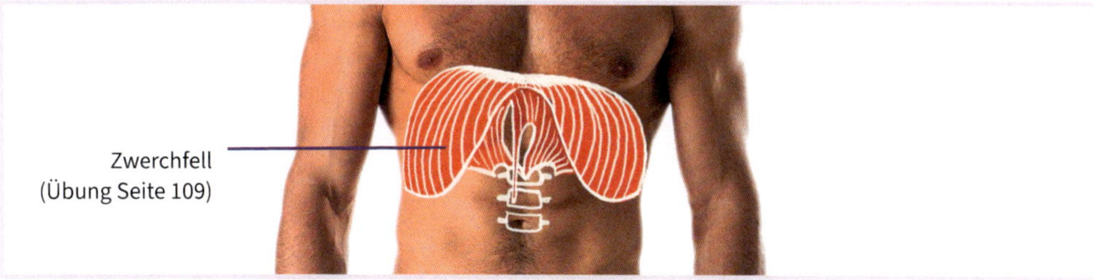

Gesäß und Rückseite des Beins

Sportler profitieren ebenso wie Viel-Sitzer von einer Entspannung dieser Muskelgruppen. Sie lindert auch Ischias-Beschwerden.

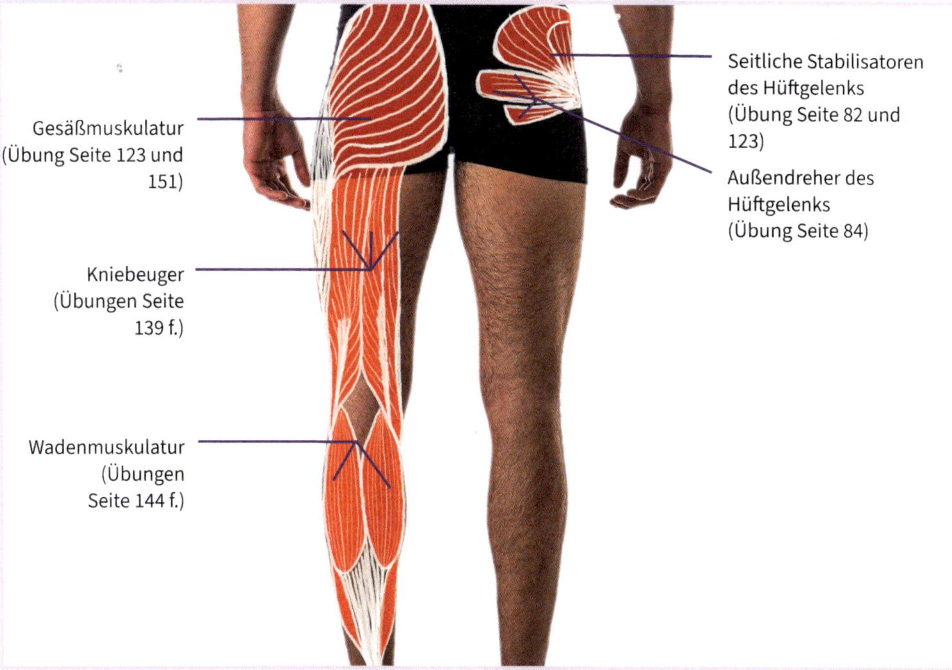

Die Muskulatur von Brust und Arm

Bei Schulter- und Nackenproblemen sowie beim „Mausarm“ sind Entspannungsübungen für diese Muskeln hilfreich.

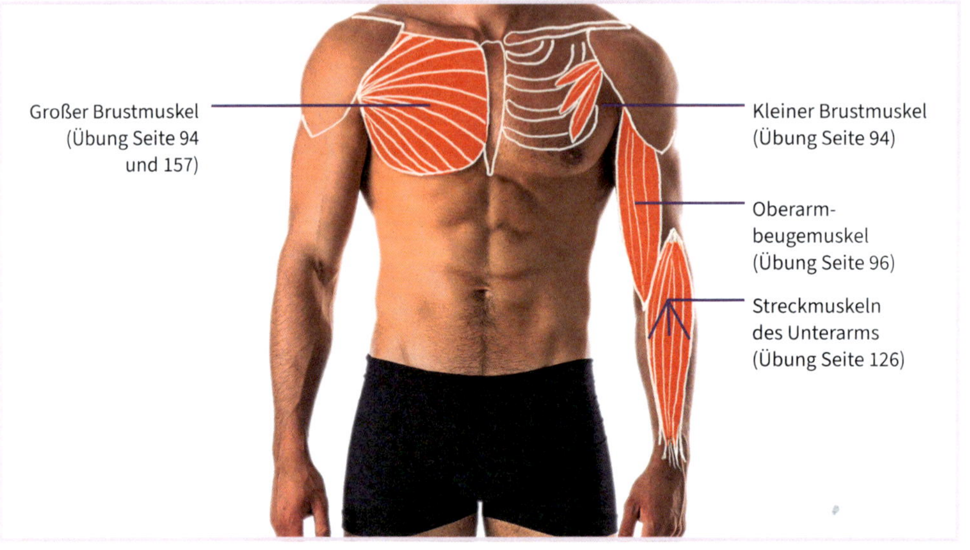

Die Beugemuskeln des Unterarms

Bei Reizungen der Sehnenscheiden und beim Golferellbogen ist die Entspannung dieser Muskeln wichtig.

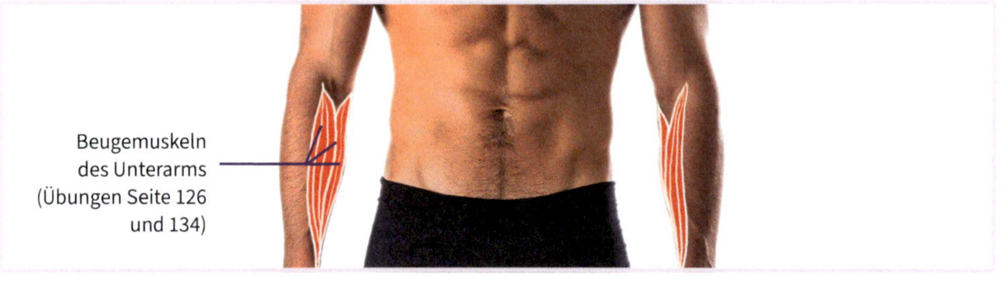

Kopfnicker, Nacken- und Kiefermuskeln

Bei Kopfschmerzen und Kiefergelenkschmerzen werden Sie von Übungen für diese Muskeln profitieren.

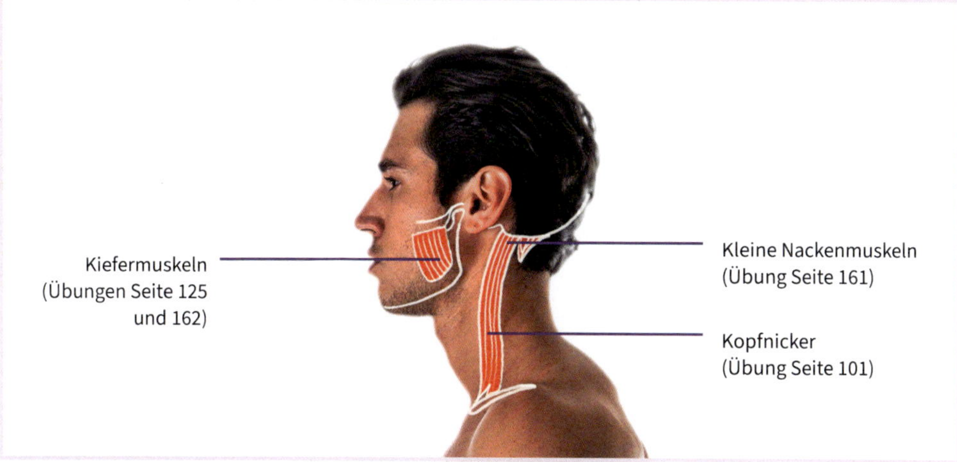

Rücken- und Schultergürtelmuskeln

Wenn Sie täglich viele Stunden am Schreibtisch sitzen, werden Sie die Übungen für diese Muskeln besonders lieben.

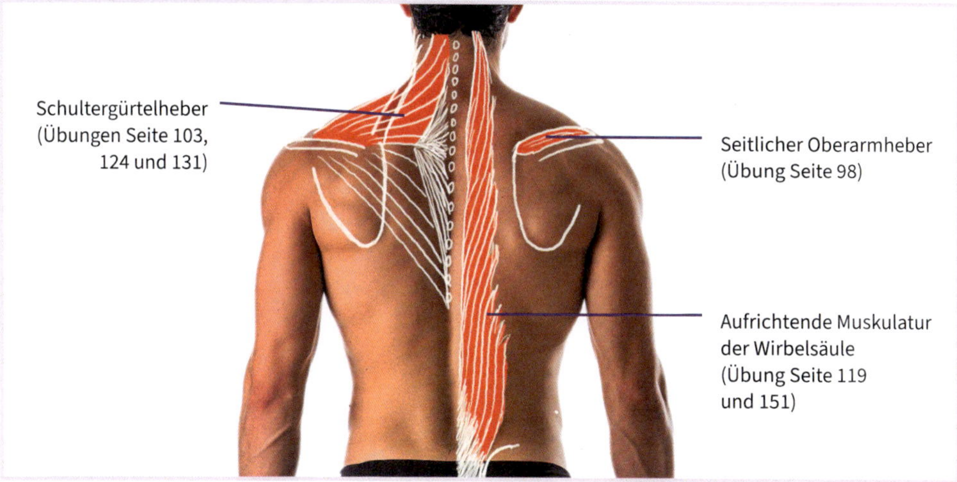

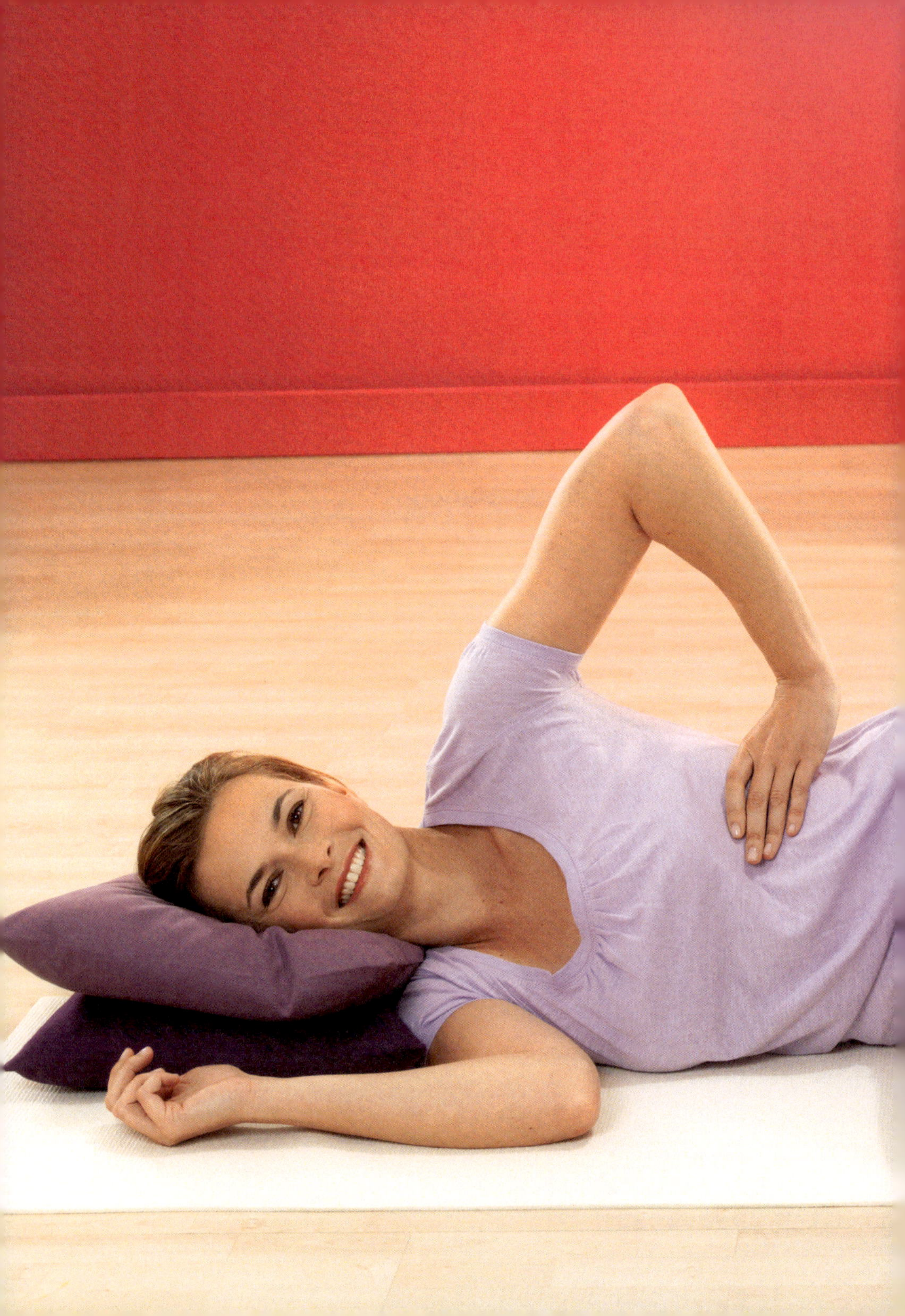

SO LÖSEN SIE VERSPANNUNGEN

Einfach loslassen? Vielen Menschen fällt das Entspannen gar nicht so leicht. In diesem Kapitel finden Sie Übungen abgeleitet von osteopathischen Techniken, die Sie eigenständig durchführen können. Sie sind leicht zu verstehen und verhelfen Ihnen zu neuem Wohlbefinden.

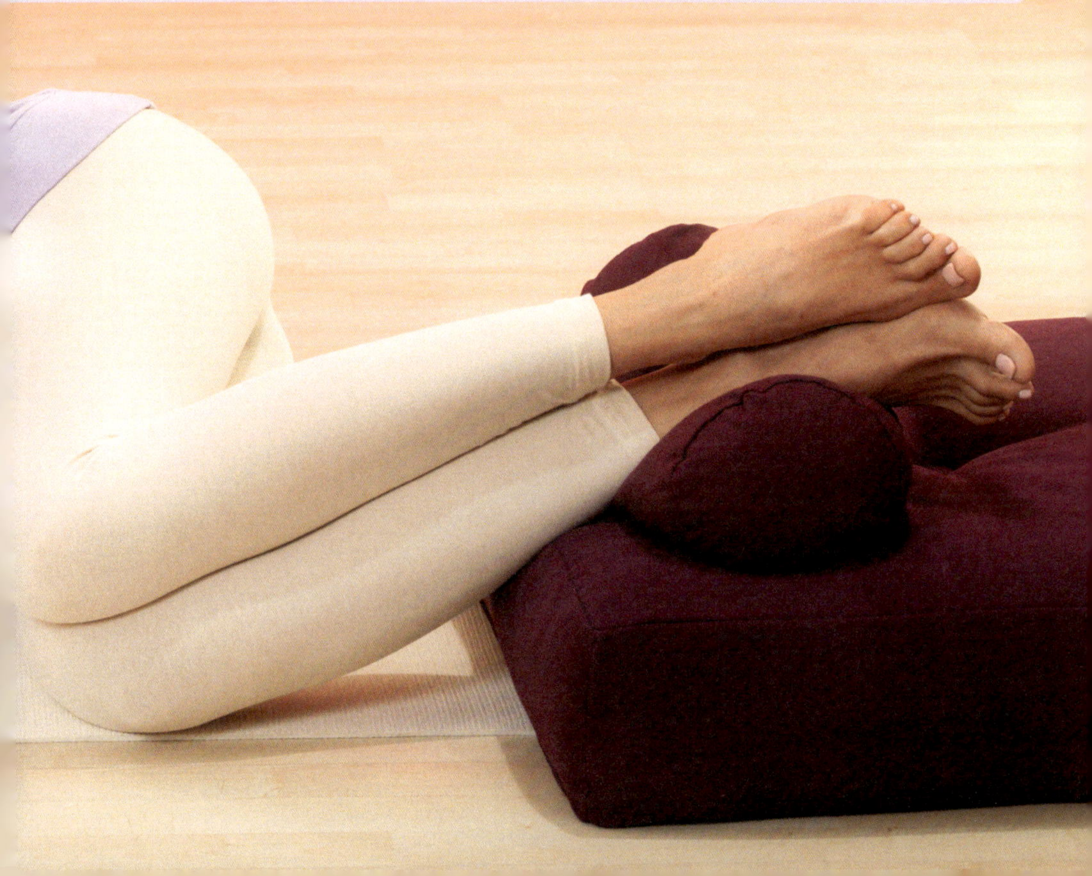

AUSZEIT FÜR DEN MUSKEL

Dass man Muskeln durch gezielte Positionierung entspannen kann, wurde, wie Sie im Theorieteil erfahren haben, schon vor mehr als 50 Jahren von dem Osteopathen Dr. Lawrence Jones entdeckt. Das Wirkprinzip der von ihm entwickelten Behandlungstechnik mit dem Namen Strain und Counterstrain wurde erst im Verlauf der folgenden Jahrzehnte aufgeklärt: Wenn ein Muskel weder gedehnt ist noch irgendeine Form von Haltearbeit leisten muss, melden die kleinen Spannungsfühler des Muskels – im Fachjargon auch Muskelspindeln genannt – an das Nervensystem: „Hier herrscht absolute Ruhe." Dadurch werden bestimmte Nervenzellen, die γ-Motoneuronen im Vorderhorn des Rückenmarks, über einfache Reflexbahnen dazu animiert, den Sollwert für die Ruhespannung des Muskels herunterzuregeln. Mediziner nennen das Defazilitierung. Damit erreicht man eine tiefere und länger anhaltende Muskelentspannung, als dies durch Dehnen oder Massieren je möglich wäre. Schließlich ist unser Nervensystem der „Boss": Wenn es einem Muskel befiehlt, sich anzuspannen, dann tut er das, auch wenn es vor lauter Spannung wehtut.

Die Technik für die Entspannung des langen Kniestreckers auf Seite 89 nutzt eine andere negative Feedbackschleife: Wenn die Gelenkrezeptoren an das Rückenmark melden „Das Gelenk ist am Anschlag der Streckung", wird reflektorisch die Spannung im Streckmuskel reduziert. Das Ergebnis ist vergleichbar: Innerhalb von drei bis fünf Minuten löst sich eine überhöhte Ruhespannung nachhaltig. Unser Bewegungsapparat ist eben einfach kein Fan unnötiger Arbeit.

Verspannungen selbst lösen

Zwar lassen sich nicht alle Strain-und-Counterstrain-Techniken auch zur Selbsthilfe nutzen, für viele wichtige Muskeln jedoch ist dies durchaus möglich. Weil dabei kein Therapeut Ihren Körper in der für die Entspannung benötigten Position hält, lagern Sie ihn abhängig von der jeweiligen Übung auf Kissen und Decken; diese Methode wird als Positional Release bezeichnet.

Bei akuten Beschwerden beziehungsweise starken Verspannungen sollten Sie die passenden Übungen täglich durchführen. Um nach eingetretenem Erfolg beschwerdefrei zu bleiben, reicht es, alle zwei bis drei Tage zu üben. Wenn bestimmte Verspannungen nur sporadisch nach intensiven Belastungen auftreten, genügt es oftmals sogar schon, die entsprechende Position unmittelbar danach einzunehmen.

Diese Hilfsmittel benötigen Sie für die Übungen

- 1 Matte
- 3 15–20 cm dicke Polster
- 4 Kissen von 40 x 40 cm
- 1 Kissen von 40 x 80 cm
- 1 Decke
- 1 Wärmflasche
- 1 1-Kilo-Bleimanschette (oder eine mit 1 Liter handwarmem Wasser gefüllte Wärmflasche)
- 1500-Gramm-Bleimanschette (oder eine mit ½ Liter handwarmem Wasser gefüllte Wärmflasche)
- 1 Nackenrolle
- 1 Knierolle

Am besten eignen sich Kissen und Polster mit einer festen Füllung wie Schafwolle, Kapok oder Dinkelspelzen. Sie geben Ihnen ein Gefühl von stabilem Halt.

!

Als Sportler können Sie Positional Release auch präventiv einsetzen, um das Risiko von Zerrungen zu vermindern.

So üben Sie richtig

Hier die Grundregeln für alle Positional-Release-Übungen, die Sie auf den folgenden Seiten finden:

- Tragen Sie bequeme Kleidung, die Sie nicht einengt. Schwere Ketten, Bügel-BHs oder Gürtel sind hinderlich.
- Üben Sie in einem warmen Raum. Frieren ist nicht gerade förderlich für die Entspannung.
- Sorgen Sie dafür, dass alle Hilfsmittel in Reichweite liegen.
- Nehmen Sie zunächst die Position genau so ein, wie sie beschrieben ist. Wenn Ihnen diese Position nicht ganz bequem erscheint und Sie nicht das Gefühl haben, dass Sie ganz und gar loslassen können, versuchen Sie, eine für Ihren Körperbau passende Veränderung vorzunehmen. Dabei gilt die Regel: Fühlt es sich gut an, ist es richtig. Wenn eine Position Schmerzen verursacht, verharren Sie keinesfalls länger darin. In diesem Fall brauchen Sie fachkundige Hilfe.
- Wenn Sie noch nicht viel Erfahrung darin haben, den Spannungszustand Ihrer Muskeln mithilfe der Muskelspindeln wahrzunehmen, versuchen Sie den Muskel mit der Hand zu betasten. Unterstützt durch den Tastsinn lernen Sie mit der Zeit immer besser, „von innen“ zu fühlen, wie es Ihren Muskeln geht.
- Wenn alles stimmt, bleiben Sie drei bis fünf Minuten in der Entspannungsposition und denken nur an das eine: Loslassen. Betonen Sie das Ausatmen, und versuchen Sie mit jedem Ausatmen noch ein wenig mehr in die Unterlage zu sinken.
- Meistens ist es sinnvoll, dass Sie eine Übung für beide Seiten durchführen. Beginnen Sie dabei mit der Körperseite, die stärker verspannt ist, und gönnen Sie ihr auch etwas mehr Zeit. Anderenfalls beginnen Sie als Rechtshänder mit der rechten, als Linkshänder mit der linken Seite.

Das Kreuzbein

Das Kreuzbein, ein etwa keilförmiger Knochen, bildet das Fundament der Wirbelsäule. Es nimmt in der Osteopathie eine Schlüsselstellung ein. Denn die sogenannte Dura, zu Deutsch „feste Hirnhaut", eine Faszie, die schlauchförmig das Rückenmark umhüllt, ist zwischen dem Hinterhaupt und dem zweiten Kreuzbeinwirbel aufgehängt.

Eine Fehlstellung des Kreuzbeins kann deswegen Fehlspannungen in der funktionalen Einheit zwischen Schädel und Kreuzbein verursachen („kraniosakrales System"). Dies führt zu einer erhöhten Anspannung von Nerven und Muskeln im ganzen Körper. Wenn Sie unter Beschwerden in der Lendenwirbelsäule leiden, ist es sinnvoll, das Kreuzbein zu entspannen, bevor Sie Übungen für einzelne Muskeln machen.

Das Kreuzbein entspannen

Für diese Übung benötigen Sie eine mit warmem Wasser gefüllte Wärmflasche (flach liegend sollte sie etwa einen Zentimeter dick sein). Außerdem brauchen Sie ein Kissen und eine Decke.

- Legen Sie sich auf den Rücken. Um bequemer zu liegen, können Sie ein Kissen unter den Kopf und eine aufgerollte Decke unter die Knie schieben. Platzieren Sie die Wärmflasche längs unter das Kreuzbein (der Verschluss zeigt Richtung Füße).
- 1 Legen Sie Ihre Daumen seitlich an den vorderen Darmbeinstachel, den Knochenvorsprung, der den Beckenkamm vorne abschließt. Drücken Sie das Becken sacht zusammen.
- Halten Sie den Druck 3 bis 5 Minuten. Atmen Sie ruhig und regelmäßig und konzentrieren Sie sich auf die Ausatmung. Durch die sanften mechanischen Reize kommt es zu einem Release der festen Bandstrukturen, die Becken und Kreuzbein verbinden; das Kreuzbein kann sich aus einer möglichen Fehlstellung lösen.

!

Die Kraft, die Sie mit den Daumen ausüben, sollte maximal einem Gewicht von 50 Gramm entsprechen; testen Sie einfach einmal mit einer Briefwaage, wie wenig das ist.

1

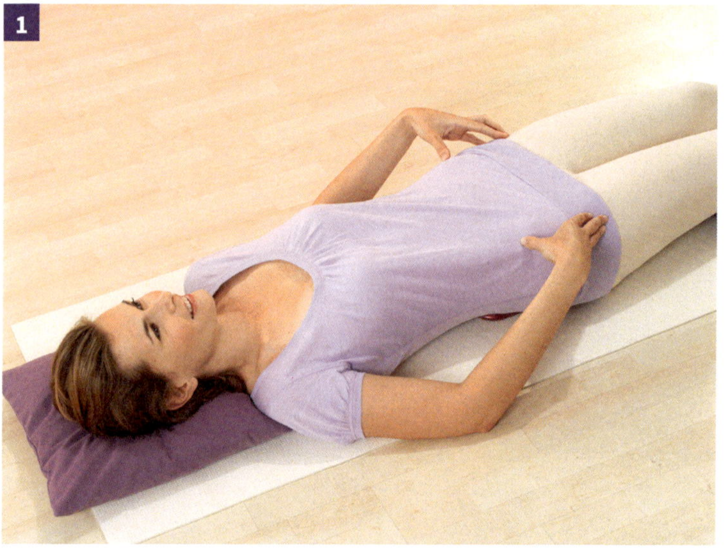

Der tiefe Hüftbeugemuskel

Der tiefe Hüftbeugemuskel (Musculus iliopsoas) hat zwei Anteile: Der flächige Musculus iliacus entspringt von der Innenfläche der Beckenschaufel, der bündelförmige Musculus psoas von der Vorderseite der Lendenwirbelkörper. Beide Teile verlaufen unter dem Leistenband hindurch bis zu einem kleinen Knochenfortsatz an der Innenseite des Schenkelhalses des Oberschenkelknochens (siehe Seite 66).

- Starke Verspannungen des tiefen Hüftbeugemuskels führen zu Schmerzen längs der Lendenwirbelsäule sowie zu Schmerzen, die von der Leiste in den Oberkörper ausstrahlen. Zudem kippt das Becken im Stehen stärker nach vorne, was zu einem verstärkten Hohlkreuz und ebenfalls zu Rückenschmerzen führt.

So kommt es zu Verspannungen

Der häufigste Grund für die Verspannungen ist langes Sitzen – vor allem, wenn die Hüfte über 90 Grad gebeugt ist (etwa beim Autofahren oder in einem tiefen Sofa). Auch Verschleißerscheinungen des Hüftgelenks führen zu Verspannungen. Ein weiterer möglicher Grund sind Nierenerkrankungen, denn dieses Organ liegt direkt auf dem oberen Anteil des Psoas-Muskels.

Ausgleich im Arbeitsalltag

Arbeiten Sie überwiegend sitzend am Schreibtisch? Keine Sorge, es gibt Tricks, die der Verspannung des tiefen Hüftbeugers vorbeugen.

- Achten Sie auf Ihre Sitzhaltung! Wer angespannt und unter Druck arbeitet, beugt sich oft nach vorne. Lehnen Sie sich immer wieder mal zurück und strecken Sie die Beine.
- Stehen Sie mindestens einmal pro Stunde vom Schreibtisch auf; am besten laufen Sie dann flott einen langen Gang hinunter. ▸▸

Oder Sie stellen sich für eine halbe Minute in einen großen Ausfallschritt – ein Bein nach vorne, das Knie leicht gebeugt, das zweite nach hinten gestreckt. Wenn Sie die Ferse am Boden lassen, wird die Wade gleich mitgedehnt.

- Sie fahren häufig lange Strecken mit dem Auto? Ein Tempomat lässt Ihren Füßen mehr Bewegungsfreiheit und erlaubt so unterschiedliche Positionen des Hüftgelenks.
- Trinken Sie genug? Das entlastet und entspannt die Nieren und damit gleichzeitig auch den Psoas-Muskel.

Den Hüftbeugemuskel lösen

Für diese Übung benötigen Sie ein kleines Kissen.

- Legen Sie sich auf den Rücken vor eine Couch oder ein Bett. Die Unterschenkel liegen auf der Sitzfläche beziehungsweise auf der Matratze. Hüft- und Kniegelenke sind im 90-Grad-Winkel gebeugt. Lassen Sie die Knie so weit auseinanderfallen, wie es bequem ist.
- Um die linke Seite zu entspannen, überkreuzen Sie mit dem linken Fuß den rechten.
- **1** Legen Sie das Kissen unter den linken Unterschenkel. Das linke Knie liegt dadurch etwas höher und weiter in der Mitte als das rechte Knie.
- Nach 3 bis 5 Minuten wechseln Sie die Seite: Nun überkreuzt der rechte Fuß den linken und Sie platzieren das Kissen unter der rechten Wade.
- Wiederum 3 bis 5 Minuten entspannen.

1

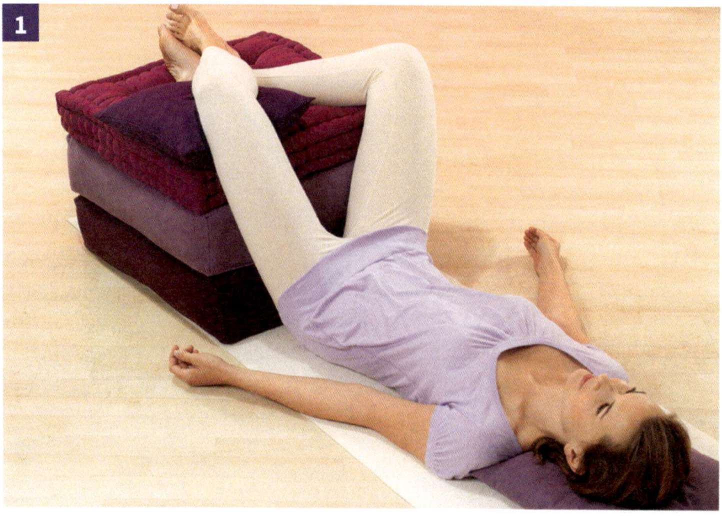

Der seitliche Stabilisator der Lendenwirbelsäule

Dieser tiefliegende Muskel (Musculus quadratus lumborum, siehe Seite 66) hat zum einen senkrechte Fasern, die von der untersten Rippe zum Beckenkamm ziehen (das ist die Knochenleiste, die das Becken abschließt). Zum anderen ziehen schräge Fasern von der untersten Rippe zu den Querfortsätzen der Lendenwirbel sowie von den Querfortsätzen der Lendenwirbel zum Beckenkamm. Der seitliche Stabilisator kontrolliert durch seine Grundspannung die seitlichen Auslenkungen der Wirbelsäule – etwa beim Gehen.

- Starke Verspannungen dieses Muskels führen zu Schmerzen, die den Beckenkamm entlang zur Leiste ausstrahlen. Außerdem können sie Schmerzen im Bereich von Gesäß und Rollhügel nach sich ziehen. Der Rollhügel ist der tastbare Knochenvorsprung an der Seite, etwa 15 bis 20 cm unterhalb des Beckenkamms, auf der Höhe, wo der Oberschenkelhals mit einem Knick in den Schaft übergeht. Aufgrund seiner tiefen Lage ist er für Massagetechniken kaum zugänglich, Release-Techniken dagegen bringen Entspannung.

Unterschiedlich lange Beine

Ist ein Bein etwas kürzer als das andere, kann dies Beschwerden verursachen, wenn Sie im Alltag sehr viel stehen müssen. Bei bis zu 0,5 cm genügt es, einen Fersenkeil in den Schuh zu legen. Ab einer Differenz von 1 cm treten fast immer Schmerzen, langfristig auch Verschleißerscheinungen an den Bandscheiben oder den kleinen Wirbelgelenken auf. In diesem Fall empfiehlt es sich, bei allen Schuhen den Absatz auf der Seite des kürzeren Beines entsprechend erhöhen zu lassen.

So kommt es zu Verspannungen

Ein häufiger Grund für Verspannungen des seitlichen Stabilisators ist ein Beckenschiefstand, der von einer anatomischen Beinlängendifferenz herrührt. Damit die Wirbelsäule sich senkrecht ausrichten kann, muss der Muskel auf der Seite des längeren Beines eine höhere Spannung aufbauen. Eine ähnliche Belastung stellen lange Strandspaziergänge entlang der Wasserlinie dar, da man dort wie auf einer schrägen Ebene läuft. Jede Form von Hinken bürdet dem Muskel zusätzlich Arbeit auf, vor allem wenn es durch eine Schwäche der Stabilisatoren des Hüftgelenks bei Hüftdysplasien oder nach einer Hüftoperation bedingt ist. Auch auf eine Nacht in einem viel zu weichen Bett, in dem die Wirbelsäule seitlich durchhängt, reagiert der Quadratus lumborum möglicherweise empfindlich. Nieren- und Darmerkrankungen können Verspannungen dieses Muskels ebenfalls fördern, da die Organe teilweise auf seiner Oberfläche liegen. Nicht zuletzt empfiehlt sich die folgende Übung zur Entspannung der seitlichen Stabilisatoren auch bei einer Fehlkrümmung der Wirbelsäule, einer sogenannten Skoliose.

Den seitlichen Stabilisator lösen

Für diese Übung benötigen Sie ein 15 bis 20 cm dickes Polster.

- Legen Sie sich so auf die Seite, dass die schmerzhaftere Seite nach oben zeigt. Beugen Sie Hüft- und Kniegelenke jeweils im rechten Winkel.
- 1 Legen Sie das Polster unter die Füße. Schieben Sie zusätzlich die unteren Rippen Richtung Beckenkamm.
- Nach 3 bis 5 Minuten wechseln Sie die Seite.

1

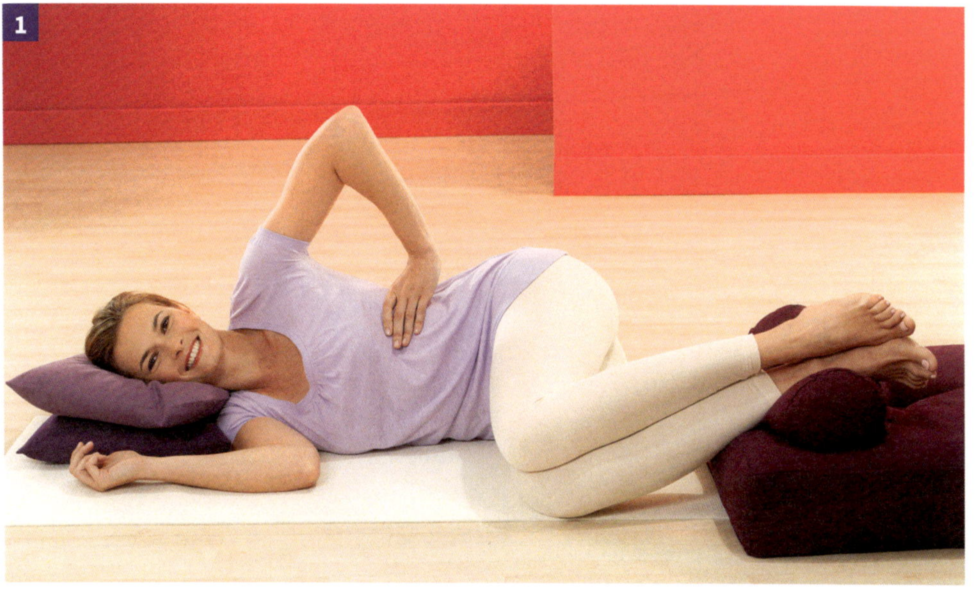

Die seitlichen Stabilisatoren des Hüftgelenks

Es gibt eine ganze Reihe von Gesäßmuskeln: Der größte und oberflächlichste, der Musculus glutaeus maximus, streckt das Hüftgelenk (siehe Seite 67). Unter ihm liegen Musculus glutaeus medius und minimus – um diese beiden Muskeln soll es hier gehen. Sie entspringen fächerförmig von der seitlichen Fläche des Beckenknochens und ziehen zum Rollhügel des Oberschenkelknochens. Durch eine zeitlich perfekt abgestimmte Anspannung sorgen sie beim Gehen dafür, dass das Becken in der Standbeinphase, wenn das ganze Körpergewicht auf einem Bein ruht, waagerecht bleibt und nicht auf der unbelasteten Seite absinkt.

→ Schmerzen durch starke Verspannungen des mittleren Gesäßmuskels strahlen in Richtung des ISG, des Gelenks zwischen Becken und Kreuzbein, aus. Triggerpunkte im kleinen Gesäßmuskel verursachen Schmerzen, die an der Seite des Beins entlang ausstrahlen – zum Teil bis zum Außenknöchel.

Tragen Sie keine zu engen oder zu schweren Gürtel. Diese beeinträchtigen die Durchblutung und können daher Triggerpunkte in den Gesäßmuskeln verursachen.

So kommt es zu Verspannungen

Zu Verspannungen kommt es zum Beispiel durch langes Stehen, vor allem wenn Sie hohe Absätze tragen. Auch langes Gehen auf unebenem und rutschigem Untergrund fordert die Muskeln sehr. Dies gilt vor allem, wenn im Hüftgelenk ungünstige Hebelverhältnisse vorliegen, etwa bei einem langen und steilen Schenkelhals (Coxa valga). Nach einer Hüftoperation haben viele Menschen ebenfalls Probleme, da sich der Körper erst an die neuen anatomischen Verhältnisse gewöhnen muss.

Weitere Hilfen für die Pomuskeln

- Starke, gut koordinierte Muskeln verspannen sich weniger. Ein optimales Training zur Vorbeugung sind Balance-Übungen im Einbeinstand, etwa auf einem Kippbrett, einem Therapiekreisel oder einer gefalteten Decke. Noch intensiver wird das Training, wenn Sie auf einem Bein Trampolin springen.
- Der mittlere Gesäßmuskel lässt sich auch durch eine Druckpunktmassage sehr gut entspannen (siehe Seite 123).

Die seitlichen Hüftstabilisatoren lösen

Legen Sie für diese Übung zwei geeignete Kissen von 40 x 80 cm und 40 x 40 cm oder eine zusammengefaltete Decke bereit.

- Wenn Sie die linke Gesäßhälfte entspannen wollen, legen Sie sich zunächst auf die rechte Seite, arrangieren die Kissen oder die Decke vor Ihren Beinen, legen das obere linke Bein auf dem Polster zurecht und drehen sich dann auf den Bauch.

1 • Wenn Sie auf dem Bauch liegen, sollte das Bein auf der betroffenen Seite im 15- bis 20-Grad-Winkel abgespreizt und im Hüftbereich leicht überstreckt sein. Die Fußspitze ist etwas nach außen gedreht.

1

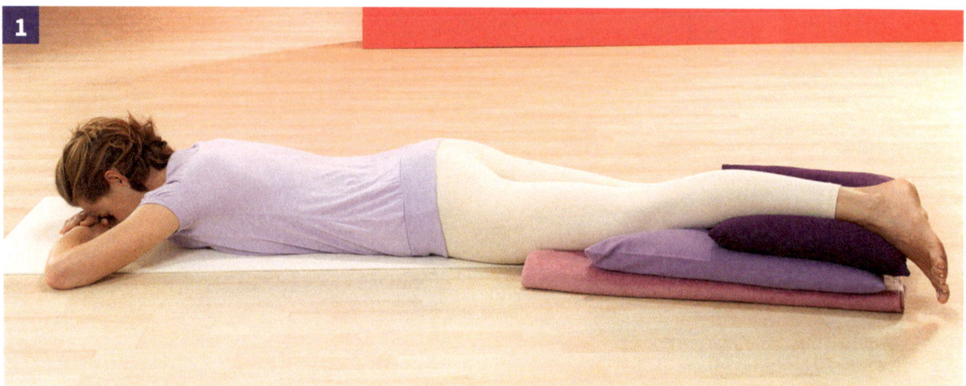

- Wenn nach 3 bis 5 Minuten die erwünschte Entspannung eingetreten ist, rollen Sie wieder auf die rechte Seite, um sich aus der Position zu lösen.
- Ist Ihre rechte Gesäßhälfte verspannt, gehen Sie genau seitenverkehrt vor wie beschrieben. Ein Seitenwechsel ist nur erforderlich, wenn Sie auf beiden Seiten Beschwerden haben.

Der Außendreher des Hüftgelenks

Der birnenförmige Musculus piriformis entspringt auf der Vorderfläche des Kreuzbeins (siehe Seite 67). Von dort zieht er unterhalb des Gelenks zwischen Kreuzbein und Becken zur Seite und setzt von hinten am Rollhügel des Hüftgelenks an. So kann er den Oberschenkelknochen im Hüftgelenk nach außen drehen.

- Eine Verspannung des Piriformis führt schnell zu einer Irritation des Ischiasnervs. Denn dieser große und wichtige Nerv zieht zwischen dem Muskel und einem kräftigen Band zwischen Kreuzbein und Becken nach hinten und unten ins Bein. Bei etwa zehn Prozent aller Menschen nimmt der Nerv sogar seinen Weg durch den Muskel. Deshalb kann eine Verspannung Ursache für Ischiasschmerzen sein, auch wenn Sie eigentlich gesunde Bandscheiben haben. Andererseits fördert ein Bandscheibenvorfall Verspannungen im Piriformis. Die fortbestehende Muskelverspannung kann dann der Grund sein, dass man auch nach einer gelungenen Bandscheibenoperation nicht schmerzfrei wird.

Ein ausbalancierter Beckenboden

Haben Sie eine komplizierte Geburt hinter sich und leiden unter Symptomen einer Beckenbodenschwäche, sodass Sie zum Beispiel beim Husten tröpfchenweise Urin verlieren? In diesem Fall wird eine nachhaltige Entspannung des Piriformis nur dann gelingen, wenn Sie gleichzeitig regelmäßig Kräftigungsübungen für den vorderen Beckenboden durchführen (Literatur siehe Seite 163).

So kommt es zu Verspannungen

Wegen seiner anatomischen Nähe zu den Organen im kleinen Becken werden Verspannungen in diesen Muskeln nicht selten durch Erkrankungen von Prostata oder Eierstöcken ausgelöst; Charlie Chaplin etwa litt unter einer chronischen Prostataentzündung, das war die Ursache für seinen charakteristischen Gang mit nach außen gedrehten Fußspitzen. Auch nach einer komplizierten Geburt mit einem größeren Riss oder Schnitt im Bereich von Scheide oder Damm neigt der birnenförmige Muskel zu Verkrampfungen. Sportarten, die eine starke Außendrehung im Hüftgelenk erfordern, wie beispielsweise klassisches Ballett, fordern diesen Muskel ebenfalls stark. Und wer das erste Mal in seinem Leben auf Schlittschuhen oder Rollerblades steht, hat im Anschluss daran nicht selten einen kräftigen Muskelkater in diesem Muskel.

Den Hüftgelenk-Außendreher lösen

Sie benötigen für diese Übung ein Kissen von 40 x 40 cm.

- Legen Sie sich längs vor eine Couch oder ein Bett, die schmerzhafte Seite nach oben. Beugen Sie das Hüftgelenk im rechten Winkel und legen Sie das Knie auf die Sitzfläche beziehungsweise die Matratze.
- 1 Legen Sie das Kissen unter den Fuß, damit er höher liegt als das Knie. Je beweglicher das Hüftgelenk ist, desto höher müssen das Knie in Relation zur Hüfte und der Fuß in Relation zum Knie liegen, damit die Übung wirksam ist. Sorgen Sie dafür, dass Ihr Körperschwerpunkt so liegt, dass Sie leicht auf die Couch oder das Bett zurollen, nicht rückwärts davon weg.
- Bleiben Sie 3 bis 5 Minuten in der Entspannungsposition.
- Ein Seitenwechsel ist nur erforderlich, wenn Sie auf beiden Seiten Beschwerden haben.

1

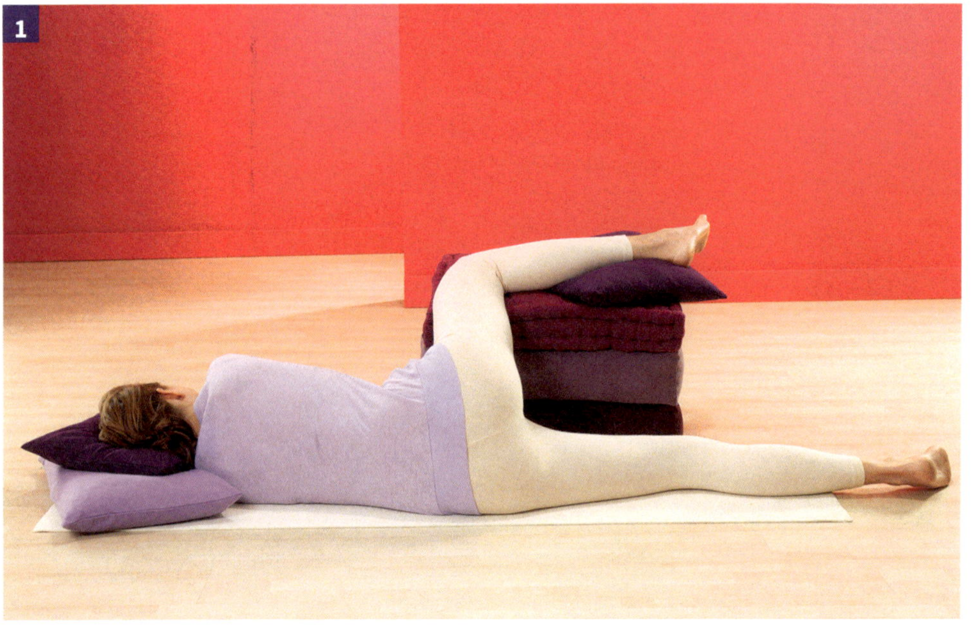

Die Anspreizer des Hüftgelenks

Als Adduktoren, das heißt Anspreizer des Hüftgelenks, bezeichnen Mediziner eine ganze Gruppe von Muskeln, mit denen man die Oberschenkel in der Mitte zusammendrücken kann (siehe Seite 66). Die kurzen Adduktoren ziehen vom oberen Anteil des Schambeins zum oberen Drittel des Oberschenkelknochens, die langen Adduktoren vom unteren Anteil des Schambeins zu den unteren Anteilen des Oberschenkelknochens; der allerlängste davon – der Musculus gracilis – setzt sogar unterhalb des Kniegelenkspalts am Schienbeinknochen an. Die Hauptfunktion der Adduktoren ist es, bei der Stabilisation des Hüftgelenks mitzuhelfen – vor allem beim Gehen auf unebenem Untergrund.

- Verspannungen der kurzen Adduktoren verursachen Leistenschmerzen. Sind dagegen die langen Adduktoren betroffen, machen sie sich durch ziehende Schmerzen an der Oberschenkelinnenseite bemerkbar.

So kommt es zu Verspannungen

Aufgrund von reflektorischen Verbindungen führen Blaseninfektionen zu einer Anspannung der Adduktoren; eine Reizblase kann somit zu chronischen Verspannungen führen. Weitere mögliche Ursachen für Spannungsstörungen sind Knochenbrüche im Verlauf des Schambeins oder eine Verschiebung zwischen rechtem und linkem Schambein im Bereich der Schambeinfuge während einer Schwangerschaft oder nach der Entbindung.

Die folgende Übung ist aber auch hilfreich bei schmerzhaften Hüftgelenkserkrankungen oder Zerrungen im Bereich der Adduktoren, wie sie häufig bei Sportarten wie Fußball, Handball und Basketball auftreten. Die Entspannung fördert in diesem Fall die Ausheilung der Verletzung.

Eine regelmäßige Entspannung dieser Muskeln ist für all diejenigen von großer Bedeutung, die unter X-Beinen leiden. Denn diese Fehlstellung der Beinachse führt langfristig zu Verschleißerscheinungen des Kniegelenks, wenn nicht korrigierend eingegriffen wird. Allerdings müssen Sie in diesem Fall zusätzlich Kräftigungsübungen für die Hüftaußenrotatoren durchführen.

Achtung!
Wenn Sie ein künstliches Hüftgelenk haben, dürfen Sie die Übung „Die Adduktoren lösen“ auf keinen Fall durchführen. Durch das Überkreuzen der Beine könnte sich das Gelenk auskugeln.

!

Bei X-Beinen oder bei Blasenproblemen führen Sie die Übung für beide Seiten durch. Wenn Sie nur auf einer Seite Beschwerden haben, etwa durch eine Verletzung, ist ein Seitenwechsel nicht erforderlich.

Die Adduktoren lösen

Mit der folgenden Übung können Sie die kurzen Adduktoren entspannen. Die langen Adduktoren sind funktionell und reflektorisch so eng mit dem Beckenboden verbunden, dass die Entspannungstechnik für den Beckenboden auf Seite 106 auch diese Muskeln mit entspannt.

Für den Release der kurzen Adduktoren brauchen Sie ein, zwei Kopfkissen, ein Gästehandtuch und eine 500 Gramm schwere Bleimanschette (ersatzweise eine Wärmflasche, die mit einem halben Liter warmen Wasser gefüllt ist).

1

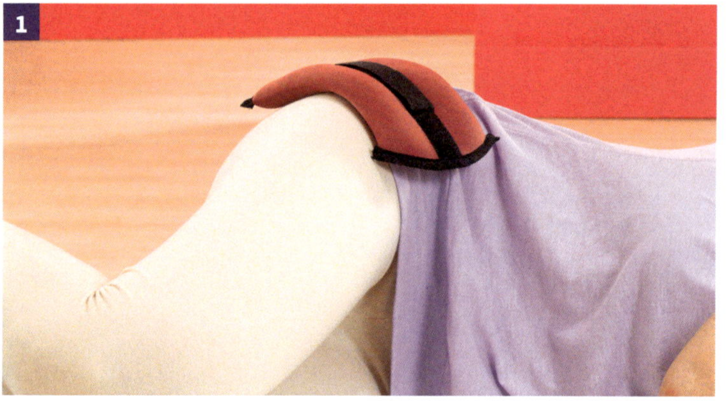

- Legen Sie sich auf die Seite. Wenn Sie eine „Lieblingsseite“ haben, auf der Sie besser einschlafen können, dann beginnen Sie dort. Lagern Sie den Kopf bequem in neutraler Stellung der Halswirbelsäule.
- Nun ziehen Sie das untere Bein leicht an, bis Hüft- und Kniegelenk um ca. 20 Grad gebeugt sind. Hüft- und Kniegelenk des oberen Beins sind um ca. 40 Grad gebeugt, dieses Bein wird vor dem unteren auf dem Boden abgelegt. Wenn das Knie den Boden nicht erreicht oder die Dehnung Schmerzen auf der Rückseite des Hüftgelenks verursacht, können Sie ein kleines Kissen unterlegen.
- Nehmen Sie ein Gästehandtuch und formen Sie daraus eine kleine, feste Rolle mit ca. 4 cm Durchmesser. Platzieren Sie diese Rolle hoch im Schritt zwischen die beiden Oberschenkel.

1
- Legen Sie die Bleimanschette oder Wärmflasche auf den höchsten Punkt des Beckens (Rollhügel des Oberschenkelknochens).
- Bleiben Sie 3 bis 5 Minuten in dieser Position, dann wechseln Sie bei Bedarf die Seite.

Der lange Strecker des Kniegelenks

Das Kniegelenk wird durch einen kräftigen vierköpfigen Muskel gestreckt beziehungsweise in der Streckung stabilisiert (siehe Seite 66). Am anfälligsten für Verspannungen ist dabei der lange, oberflächliche Musculus rectus femoris – ein zweigelenkiger Muskel, der schon oberhalb des Hüftgelenks am vorderen Darmbeinstachel beginnt. Die Sehne am unteren Ende benutzt die Kniescheibe als Umlenkrolle; sie setzt an der Vorderfläche des Schienbeins an. Der lange Kniestrecker beugt das Hüft- und streckt das Kniegelenk.

Bei starken Verspannungen klagen Betroffene über belastungsabhängige Knieschmerzen, vor allem wenn sie einen Berg oder eine Treppe hinabgehen und der Muskel Bremsarbeit leisten muss. Zu viel Spannung in diesem Muskel erhöht den Anpressdruck der Kniescheibe im Gleitlager und fördert den Knorpelverschleiß an der Rückfläche der Kniescheibe.

Kleine Knieschule

Wenn Sie unter Verschleißerscheinungen des Kniegelenks leiden, sollten Sie sich folgende Ratschläge zu Herzen nehmen:

- Vermeiden Sie längeres Sitzen mit stark angewinkelten Kniegelenken, etwa im Schneider- oder Fersensitz (Hocken auf den Fersen).
- Sie wollen etwas aus einem tiefen Regalfach holen? Gehen Sie nicht in die Hocke, sondern machen Sie einen „Kniefall". Stellen Sie das Bein mit dem schmerzhafteren Knie etwas zurück, das andere etwas nach vorne. Beugen Sie nun unter Belastung das vordere Knie so weit, bis das hintere den Boden erreicht. Beim Hochkommen stützen Sie sich auf dem Oberschenkel auf.
- Wählen Sie kniefreundliche Sportarten wie Radfahren oder Schwimmen. Bei Bergtouren sollten Sie solche Strecken wählen, bei denen Sie mit der Bergbahn ins Tal zurückkehren können. Lässt sich ein längerer Abstieg nicht vermeiden, reduzieren Teleskopstöcke die Belastung der Kniegelenke.
- Versuchen Sie, überschüssige Pfunde loszuwerden. Jedes Kilo weniger entlastet die Knie.

So kommt es zu Verspannungen

Der häufigste Auslöser von Problemen mit diesem Muskel ist eine ungewohnte körperliche Belastung, zum Beispiel eine lange Bergtour mit einem steilen Abstieg im Urlaub. Auch wer im Rahmen seiner beruflichen Tätigkeit immer wieder in die Hocke und zurück in die Höhe gehen muss, leidet oft an Verspannungen in diesem Muskel; ebenso kann langes, angespanntes Sitzen die Ursache für die Verspannung sein. Nicht zuletzt ist die folgende Entspannungsübung sehr hilfreich, wenn Sie Schmerzen aufgrund einer fehlgeformten Kniescheibe haben.

Den langen Kniestrecker lösen

Für diese Übung brauchen Sie ein Kissen von 40 x 80 cm und eine 1-Kilo-Bleimanschette (ersatzweise eine mit etwa einem Liter warmem Wasser gefüllte Wärmflasche).

- Legen Sie sich auf den Rücken. Unterlagern Sie die Unterschenkel so mit dem Kissen, dass die Kniekehle frei ist.
- 1 Platzieren Sie die Bleimanschette oder die gefüllte Wärmflasche etwas oberhalb der Kniescheibe quer über den Oberschenkel. Lassen Sie das Gewicht 3 bis 5 Minuten einwirken.
- Wenn Sie auf beiden Seiten Beschwerden haben, können Sie die Übung gleichzeitig auf der rechten und linken Seite durchführen, indem Sie mit zwei Gewichten arbeiten.

1

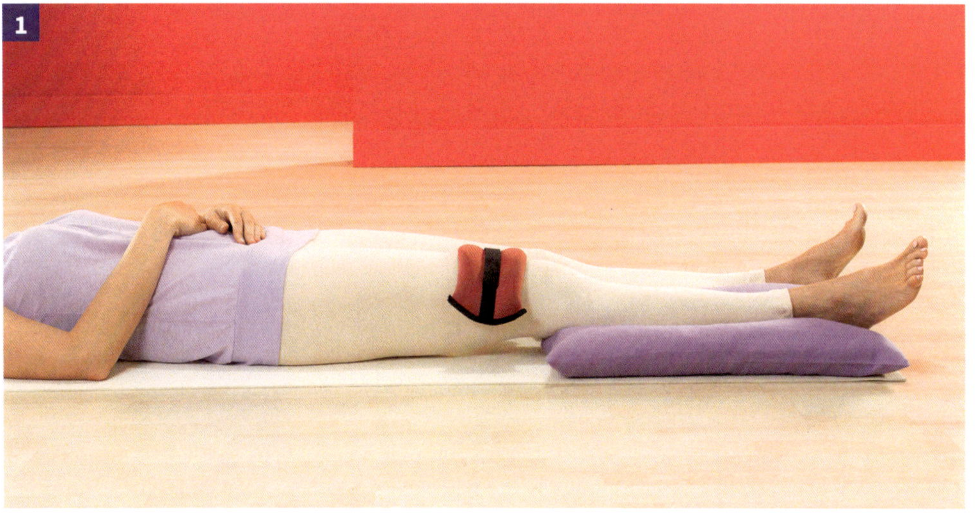

Entspannen allein ist nicht genug

Um Gesundheit und Wohlbefinden auf lange Sicht zu steigern, ist es das Ziel jeder fundierten Trainingstherapie, die muskuläre Balance wiederherzustellen.

Fast jeder Muskel im Körper hat einen Gegenspieler. Der eine Muskel beugt ein bestimmtes Gelenk, sein Gegenspieler streckt es. Spieler und Gegenspieler müssen in einem bestimmten Kräfteverhältnis zueinander stehen, damit wir uns mühelos aufrecht halten können und die Extremitäten optimal arbeiten.

Wenn ein Muskel über längere Zeiträume stark verspannt und verkürzt war, ist sein Gegenspieler üblicherweise geschwächt.

Den verspannten Kandidaten zu entspannen, ist daher nur der erste Schritt zur Wiederherstellung der muskulären Balance. Nur wenn anschließend der Gegenspieler trainiert wird, erreichen Sie Ihr Ziel: dauerhafte Schmerzfreiheit. Leider erlaubt es der Umfang dieses Buches nicht, zu jeder Entspannungsübung die perfekte ergänzende Kräftigungsübung darzustellen. In verschiedenen Trainingsratgebern oder auch im Internet finden Sie bei Bedarf die nötigen Anleitungen.

Die häufigsten muskulären Dysbalancen

- Im Bereich der Lendenwirbel-Becken-Region sind vor allem die tiefen Hüftbeugemuskeln und die langen Rückenstrecker verspannt und verkürzt. Gleichzeitig sind der lange gerade Bauchmuskel (der das Becken aufrichtet) und der große Gesäßmuskel (der das Hüftgelenk streckt) zu schwach. Die Folge: Das Becken kippt zu weit nach vorne und die Lordose der Lendenwirbelsäule (der untere Teil der natürlichen S-Krümmung der Wirbelsäule) wird zu stark betont; langfristig führt dies zum Verschleiß der kleinen Wirbelgelenke.
- Eine Release-Übung für den Hüftbeuger finden Sie auf Seite 78, eine Technik für die Rückenstrecker auf Seite 120. Die Bauchmuskulatur können Sie mit klassischen Crunches kräftigen. Die Pomuskeln trainieren Sie durch wechselweise Streckung der Beine aus dem Vierfüßlerstand oder nebenbei im Alltag, indem Sie regelmäßig Treppen steigen statt Aufzug oder Rolltreppe zu fahren.
- Im Bereich von Nacken, Schultergürtel und oberer Brustwirbelsäule findet man am häufigsten folgende muskuläre Dysbalance: Der Beugemuskel des Oberarms und die Brustmuskeln sind verspannt und verkürzt, die Muskeln, die zwischen den Schulterblättern und der Brustwirbelsäule verlaufen und die Schulterblätter zurückführen können, sind zu schwach. Die Schultern fallen aus diesem Grund nach vorne, wodurch mit der Zeit das Schultereckgelenk zwischen Schulterblatt und Schlüsselbein verschleißt.

- Die zum Ausgleich nötigen Entspannungsübungen finden Sie auf den Seiten 97 und 95, ergänzend ist die Kräftigung von Oberarmstreckern und Schulterblattfixatoren erforderlich, wofür Übungen mit dem Theraband oder kleinen Hanteln hilfreich sind (Literatur siehe Seite 163).
- Neben dieser Dysbalance im Schulter-Brust-Bereich ist bei vielen Menschen vor allem die Beugemuskulatur am Übergang von Hals- und Brustwirbelsäule verspannt und verkürzt. In diesem Fall ist fast immer die aufrichtende Muskulatur im Bereich der Brustwirbelsäule zu schwach.
- Im Bereich der oberen Halswirbelsäule zeigt sich das umgekehrte Bild: Hier sind die Beuger zu schwach, die Nackenstrecker dagegen verspannt. Die Folge ist eine Fehlhaltung des Kopfes – sein Schwerpunkt ist zu weit nach vorne verlagert, worauf Bandscheiben und Wirbelgelenke in der mittleren Halswirbelsäule auf lange Sicht mit Verschleißerscheinungen reagieren. Die Übungen auf Seite 102 und Seite 159 helfen, die Spannungen zu lösen.

Ein vollständiges Übungsprogramm für den Ausgleich dieser muskulären Dysbalance finden Sie im Ratgeber „Endlich frei von Nackenschmerzen“ (siehe Seite 163).

Die Core-Muskeln

Als Core-Muskeln bezeichnet man eine Gruppe von Muskeln, die in erster Linie statische Haltearbeit leisten. Dazu gehören der Beckenboden, das Zwerchfell, die tiefste, zirkulär angelegte Schicht der Bauchmuskulatur (der sogenannte Musculus transversus abdominis) und die kleinen segmentalen Muskeln der Wirbelsäule. All diese Muskeln müssen sich für ihre Stabilisationsarbeit nicht verkürzen, sondern lediglich im passenden Moment „fester“ werden. Aus diesem Grund haben sie auch keinen Gegenspieler.

Der häufigsten Funktionsstörung der Core-Muskeln liegt weder eine Verspannung noch eine Schwächung zugrunde, sondern einfach nur das falsche Timing. Wenn Sie eine Extremität bewegen wollen, müssen nämlich schon einige Millisekunden vorher die Stabilisationsmuskeln von Rumpf und Becken anspringen, um den auftretenden Kräften entgegenzuwirken. Dieser Mechanismus lässt sich am besten durch sensomotorische Übungsgeräte trainieren. Schwingstäbe oder Ganzkörpervibrationsplatten regen die Rezeptoren am effektivsten an und aktivieren so auf reflektorischem Weg die Core-Muskeln. Dass diese Muskulatur gut funktioniert, ist für die Schmerzfreiheit der Wirbelsäule von immenser Bedeutung.

Kleiner und großer Brustmuskel

Die beiden Brustmuskeln sind von zentraler Bedeutung für die Haltung des Schultergürtels. Der kleine Brustmuskel (Musculus pectoralis minor) zieht von der zweiten bis vierten Rippe zum Rabenschnabelfortsatz des Schulterblatts, der große Brustmuskel (Musculus pectoralis major) von Brustbein und Schlüsselbein zum Oberarmknochen (siehe Seite 68). Beide führen das Schulterblatt nach vorne und bringen so die Pfanne des Schultergelenks in eine optimale Ausgangsposition, um Arbeiten vor dem Körper zu verrichten.

Chronische Verspannungen in diesem Muskel gehen fast immer mit einem Rundrücken und vorgezogenen Schultern einher. Die ungünstige Haltung des Oberkörpers führt zu vielerlei Problemen und Beschwerden im Schulter-Nacken-Bereich. Hinzu kommt: Unter dem Pectoralis minor verlaufen die Arterien, Venen und Nerven des Arms sowie Gefäße, über die Lymphflüssigkeit aus dem Arm und der äußeren Hälfte der weiblichen Brust abtransportiert wird. Daher kann eine Verspannung dieses Muskels in Rückenlage, wenn die Schwerkraft den Schultergürtel nach hinten zieht, Druck auf diese empfindlichen Strukturen ausüben. Die Folge sind Taubheitsgefühle und Flüssigkeitsstau. Frauen mit großen Brüsten haben es in Hinblick auf die Aufrichtung der Brustwirbelsäule und das Zurückführen der Schulterblätter besonders schwer. Ein gut sitzender (Sport-)BH mit breiten, gekreuzten Trägern oder ein Halbmieder können die Muskulatur spürbar entlasten.

Wenn Ihre Hände nachts häufig einschlafen, Ihre Finger morgens leicht geschwollen sind und Ihre Brüste spannen, dann ist die folgende Entspannungsübung genau die richtige für Sie.

Ergänzende Übungen

Idealerweise ergänzen Sie die Entspannungsübung auf dieser Seite mit der Dehnlagerung auf Seite 156 und kräftigenden Übungen für die hinteren Schulterblatt-Fixatoren. Mit einem Theraband oder Kurzhanteln lässt sich ein geeignetes Training gut zu Hause durchführen.

So kommt es zu Verspannungen

Die Verspannungen entstehen aus ähnlichen Gründen wie beim Oberarm-Beugemuskel. Bei fast allen Menschen sind die Gegenspieler der Brustmuskeln, die die Schulterblätter hinten zusammenführen können, zu schwach und zu wenig ausdauernd, um diese Verspannung auf Dauer zu kompensieren.

Die Brustmuskeln lösen

Sie benötigen für diese Übung ein bis zwei Kissen der Größe 40 x 40 cm.

- Legen Sie sich auf den Rücken. Schieben Sie ein Kissen unter den Kopf, wenn Sie nicht entspannt flach liegen können.
- Platzieren Sie das andere Kissen so unter dem Oberarm der verspannten Körperseite, dass die Schulter etwas höher als der

!

Für eine bessere Haltung machen Sie die Übung auf beiden Seiten. Um eine Schultergelenksentzündung oder -verletzung auszukurieren, reicht es, die betroffene Seite zu entspannen.

1

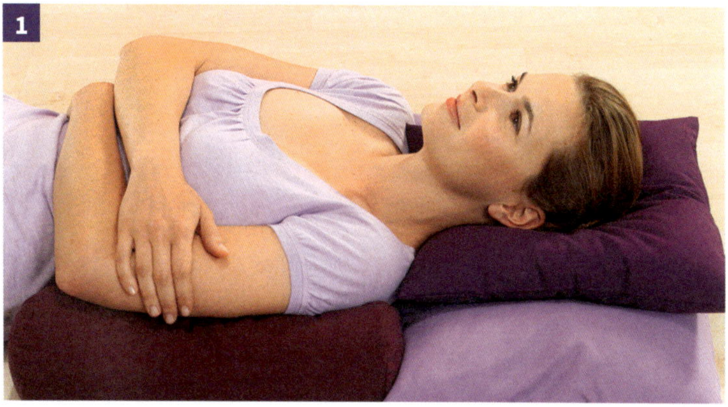

Oberkörper liegt. Der Unterarm liegt quer über dem Bauch. Achten Sie sorgfältig darauf, das Gewicht des Arms ganz und gar an das Kissen abzugeben.

1
- Um die Entspannung des großen Brustmuskels noch stärker zu fördern, drehen Sie den Oberarm mit der Hand der Gegenseite etwas nach innen. Bleiben Sie 3 bis 5 Minuten in der Entspannungsposition.

Der Beugemuskel des Oberarms

Das Ellbogengelenk wird durch einen zweiköpfigen Muskel (Musculus biceps brachii) gebeugt beziehungsweise in der Beugung stabilisiert (siehe Seite 68). Der lange Kopf entspringt am Oberrand der Pfanne des Schultergelenks, der kurze Kopf hat seinen Ursprung am stark hakenförmig gebogenen Knochenfortsatz des Schulterblattkopfs (Rabenschnabelfortsatz). Beide setzen mit einer kräftigen Sehne knapp unterhalb des Radiusköpfchens an Unterarm an. Der Oberarm-Beugemuskel ist ein sogenannter zweigelenkiger Muskel; deshalb kann er auch den Oberarm im Schultergelenk nach vorne führen.

Bei starken Verspannungen klagen Betroffene über Schmerzen in der Schulter und ausstrahlende Schmerzen an der Vorderseite des Arms entlang bis zur Ellenbeuge.

So kommt es zu Verspannungen

Bei Beschwerden ist in den seltensten Fällen allein dieser Muskel verspannt. Denn da unser Alltag relativ einseitig auf das Greifen und Halten von Gegenständen ausgerichtet ist, wird eine ganze Kette von Beugemuskeln aktiviert, auch die im Bereich des Unterarms und der Finger. Nicht weniger verspannungsträchtig ist typische Schreibtischarbeit: Die Arme werden im Schultergelenk nach vorne geführt, die Ellbogengelenke sind im 90-Grad-Winkel gebeugt und beim Tippen sind die Finger-Beugemuskeln aktiv. Intensiv gefordert werden die Beuger im Rahmen von Klettersport. Wenn nach Verletzungen im Bereich des Ellbogens ein Arm längere Zeit in 90-Grad-Beugung ruhiggestellt wurde, kann der Bizeps extrem verspannt und verkürzt sein. Positional Release ist dann die perfekte Vorbereitung für Dehnungsübungen. Doch nicht nur mechanische Einflüsse sind bedeutsam. Auch wer sich im übertragenen Sinn ängstlich an Situationen, Dinge oder Personen klammert, ständig Ärger und Frustration unterdrücken muss oder ununterbrochen bemüht ist, alles gut im Griff zu behalten, wird bald unter chronischen Spannungen in den Beugemuskeln leiden.

Ausgleichssport
Nordic Walking ist der ideale Ausgleichssport bei Verspannungen im Schulter-Arm-Bereich. Wenn Sie beim korrekten Stockeinsatz den Arm schwungvoll nach hinten strecken, wird der Oberarmstrecker aktiviert und der Bizeps gedehnt. Auch Holzhacken hat schon manchen Menschen von Verspannungsschmerzen befreit.

Den Oberarm-Beugemuskel lösen

Halten Sie für diese Übung zwei oder drei Kissen der Größe 40 x 40 cm als Lagerungshilfe bereit.

- Legen Sie sich auf den Rücken. Schieben Sie ein Kissen unter den Kopf, wenn Sie nicht entspannt flach liegen können.
- Bringen Sie den zu entspannenden Arm in folgende Position: Der Oberarm steht senkrecht. Der Unterarm ist im rechten Winkel angebeugt und so gedreht, dass die Handfläche von oben auf die Schulter der Gegenseite schaut.

1 • Positionieren Sie die bereitgelegten Kissen so zwischen Unterarm und Oberkörper, dass Sie das Gewicht des Arms vollständig

darauf ablegen können. Stellen Sie sich dabei vor, dass Ihr Oberarm entlang seiner Längsachse Richtung Boden sinkt. Wenn die Kissen zu wackelig sind, können Sie den Stapel mit der anderen Hand zusätzlich stabilisieren. Bleiben Sie 3 bis 5 Minuten in dieser Position.

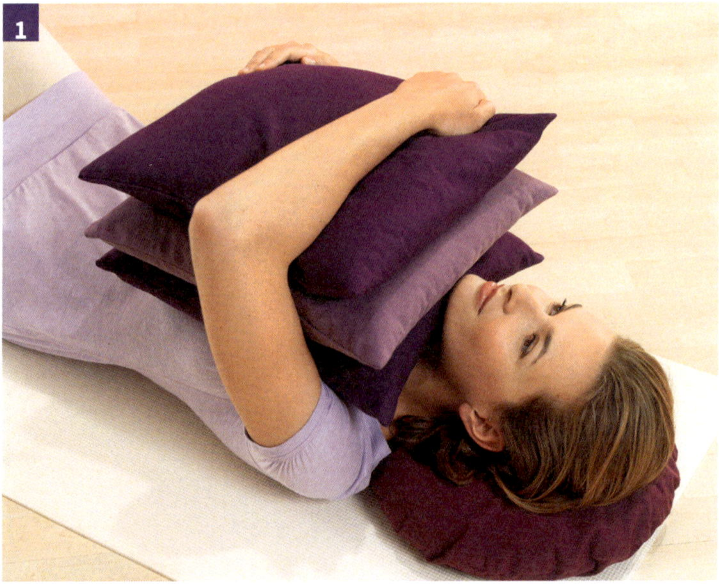

Der seitliche Oberarmheber

Musculus supraspinatus ist einer der fünf Muskeln, die den Oberarmkopf in der Gelenkpfanne des Schulterblatts stabilisieren und die Drehbewegungen des Kopfes in der Pfanne steuern (der sogenannte Rotatorenmanschette). Der seitliche Oberarmheber entspringt auf dem Schulterblatt oberhalb der tastbaren Schulterblattgräte und zieht unter dem seitlichen Fortsatz der Gräte (dem Acromion), der das Dach des Schultergelenks bildet, von oben an einen seitlichen Fortsatz des Oberarmknochens (siehe Seite 69). So kann er den Oberarmknochen seitlich anheben.

Wenn Sie den Arm heben, ist das für die Schulter eine äußerst komplexe Bewegung: Das Schulterblatt wird gedreht, um die Gelenkpfanne in eine optimale Ausgangsposition zu bringen, und der Oberarmkopf dreht sich in der Pfanne. Sind diese beiden Bewegungen nicht optimal aufeinander abgestimmt – etwa weil das Schulterblatt durch Verspannungen der Schultergürtelmuskulatur zu unbeweglich ist –, können die Sehne des Supraspinatus und der über der Sehne gelegene Schleimbeutel unter dem Schulterdach eingeklemmt und dadurch gereizt werden. Auf lange Sicht kommt es dadurch zu Verschleißerscheinungen, im ungünstigsten Fall sogar zu einem Riss der Rotatorenmanschette. Bei einer akuten Entzündung sind Sie nicht einmal mehr in der Lage, Ihre Zahnbürste oder eine Kaffeetasse zum Mund zu führen.

So kommt es zu Verspannungen

Akute Verspannungen des Supraspinatus werden am häufigsten durch ungewohnte Überkopf-Arbeiten ausgelöst, etwa wenn Sie beim Renovieren eine Zimmerdecke streichen oder bei einem Umzug Dutzende Lampen montieren müssen. Wenn Sie einen Sturz mit dem Arm abfangen, kann die Bewegung einen latenten Triggerpunkt in diesem Muskel aktivieren.

Chronische Verspannungen stellen sich ein, wenn Sie beruflich die Arme oft und viel über Schulterhöhe heben müssen, etwa als Fensterputzer oder Bäckereifachverkäuferin. Auch Sportarten wie Tennis oder Volleyball beanspruchen diesen Muskel sehr.

!

Kombinieren Sie diese Übung mit einer Entspannungsübung für die Schultergürtelheber, um die Bewegungsabläufe wieder zu optimieren.

Den Oberarmheber lösen

Sie benötigen für diese Übung mehrere Kissen als Lagerungshilfe; idealerweise eines mit den Maßen 40 x 80 cm und eines mit den Maßen 40 x 40 cm. Bei akuten Schmerzen ist zudem vermutlich die helfende Hand des Partners oder einer Freundin nötig, um das Schultergelenk schmerzfrei positionieren zu können.

- Legen Sie sich auf den Rücken. Schieben Sie ein Kissen unter den Kopf, wenn Sie nicht entspannt flach liegen können.
- Bringen Sie den zu entspannenden Arm in folgende Position: Spreizen Sie den Oberarm im 45-Grad-Winkel vom Körper ab, heben Sie ihn ebenfalls im 45-Grad-Winkel Richtung Zimmerdecke an und drehen Sie ihn dann nochmals im 45-Grad-Winkel nach innen. Der Unterarm ist im rechten Winkel angebeugt. Die Handfläche schaut von oben auf den Bauch.
- 1 Positionieren Sie die Kissen so zwischen Arm und Boden beziehungsweise Körper, dass Sie das Gewicht des Arms vollständig ablegen können. Bleiben Sie 3 bis 5 Minuten in dieser Position.
- Ein Seitenwechsel ist nur bei beidseitigen Beschwerden nötig.

1

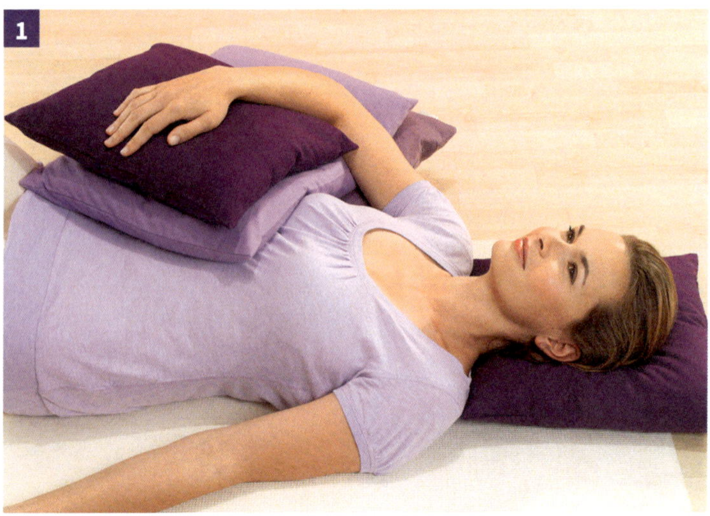

Achtung!
Beißen Sie bei akuten Beschwerden mit starken Bewegungseinschränkungen nicht lange die Zähne zusammen. Wenn die Übung „Den Oberarmheber lösen“ keine Erleichterung bringt, sollten Sie zügig professionelle Hilfe suchen. Das Schultergelenk kann bei Entzündungen schnell steif werden.

Der Kopfnicker

Der Kopfnicker (Musculus sternocleidomastoideus) entspringt dem direkt hinter dem Ohr tastbaren Fortsatz des Schläfenbeins (Mastoidfortsatz). Er zieht schräg nach vorne und bildet das V-förmige Muskelprofil des Halses. Der tiefe Anteil setzt an den mittleren Anteilen des Schlüsselbeins an, der oberflächliche Anteil am Brustbein (siehe Seite 69).

Wenn sich dieser Muskel symmetrisch anspannt, wird dadurch der Kopf in den Nacken gezogen. Wenn sich nur die rechte Seite anspannt, dreht der Kopf zur linken Seite – und umgekehrt.

Verspannungen in diesem Muskel können ebenso zu Spannungskopfschmerzen beitragen wie verspannte Schultergürtelheber. Sie führen zudem zu einer häufig anzutreffenden Fehlhaltung: Das Kinn ist vorgeschoben, weshalb der Schwerpunkt des Kopfes nach vorne verlagert wird. Die Nackenstrecker müssen dadurch zusätzliche Haltearbeit leisten und bauen vermehrt Spannung auf. Mit der Zeit wird der Hals immer kürzer, die kleinen Wirbelgelenke geraten unter Druck.

So kommt es zu Verspannungen

Die Ergonomie am Arbeitsplatz spielt auch für den Kopfnicker eine große Rolle. Probleme gibt es vor allem dann, wenn der Bildschirm nicht frontal vor Ihnen steht oder Sie mit zwei Bildschirmen arbeiten müssen und deswegen der Kopf immer wieder länger in eine Richtung gedreht werden muss. Das führt zu einseitigen Verspannungen. Beidseitige Verspannungen finden sich häufig bei Menschen mit einem Rundrücken. Sie müssen den Kopf zum Ausgleich rückwärts neigen, damit sie waagerecht geradeaus schauen können. Nur wenn die Brustwirbelsäule gut aufgerichtet ist, können wir mühelos mit hoch erhobenem Haupt durchs Leben gehen. Dafür braucht es aber auch ein gesundes Selbstwertgefühl. Wenn Sie sich mit anspruchsvollen Bauchmuskelübungen überfordern, können Sie damit auch Verspannungen im Kopfnicker verursachen, denn Bauchmuskeln und Halsbeuger bilden eine Muskelkette.

Die richtige Brille

Gleitsicht- oder Halbbrillen verführen viele Menschen dazu, bei der Arbeit am PC unbewusst den Kopf etwas in den Nacken zu legen, damit sie die Buchstaben auf dem Monitor scharf sehen können. Lassen Sie sich gegebenenfalls von Ihrem Optiker beraten. Eventuell benötigen Sie für die Bildschirmarbeit ein anderes Modell als im restlichen Alltag.

Den Kopfnicker lösen

Für diese Übung benötigen Sie ein großes dickes oder mehrere kleine Kissen.

- Legen Sie sich auf den Rücken. Lagern Sie den Kopf mithilfe der Kissen so hoch, dass die Halswirbelsäule etwa im 45-Grad-Winkel gebeugt ist.

1 • Wenn Sie den Muskel auf der rechten Seite entspannen wollen, drehen Sie aus dieser Ausgangsposition die Nasenspitze 45 Grad nach links. Vermeiden Sie es, den Kopf dabei seitlich nach links zu kippen.

- Achten Sie sorgfältig darauf, das Gewicht des Kopfes ganz abzugeben. Wenn Sie sich nicht sicher sind, können Sie mit einer Hand den Muskel etwa 3 bis 5 cm seitlich des Kehlkopfs betasten, um zu kontrollieren, ob er wirklich völlig entspannt ist.
- Verweilen Sie 3 bis 5 Minuten in dieser Position.
- Um die linke Seite zu entspannen, drehten Sie den Kopf anschließend nach rechts, ohne dabei nach rechts zu kippen.

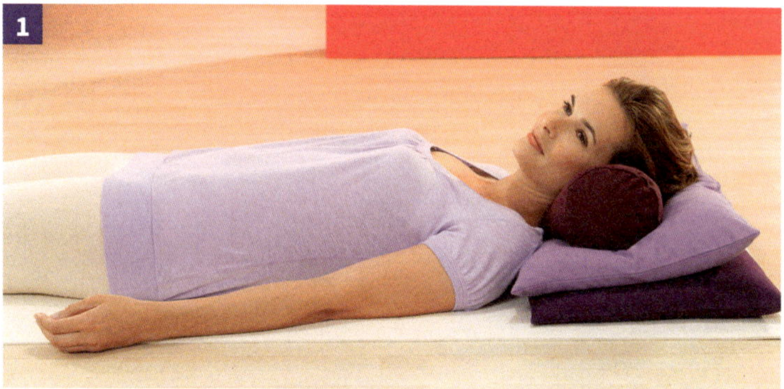

Die Schultergürtelheber

Zwei Muskeln ziehen von oben kommend zum Schulterblatt und können so den Schultergürtel heben oder an der Drehung des Schulterblatts mitwirken: Der Musculus levator scapulae verläuft von den oberen Querfortsätzen der Halswirbelsäule strangförmig zum oberen inneren Winkel des Schulterblatts. Der obere Anteil des Musculus trapezius verläuft vom Hinterkopf flächig zum oberen äußeren Winkel des Schulterblatts und zur Schulterblattgräte (siehe Seite 69) und sein oberer Rand formt dabei die Kontur der Schulter-Nacken-Partie.

Verspannungen in diesen Muskeln verursachen Kopfschmerzen, die vom Hinterkopf bis zu den Schläfen ausstrahlen können.

Sind die Verhärtungen extrem ausgeprägt, etwa weil Sie mit ohnehin verspannten Muskeln einen kalten Zug abbekommen haben, kann die Beweglichkeit der Halswirbelsäule empfindlich eingeschränkt sein. Das beeinträchtigt auch die Biomechanik des Schultergelenks, wie weiter vorne erklärt wurde.

So kommt es zu Verspannungen

Etwas verspannt sind diese Muskeln bei nahezu jedem Menschen. Verantwortlich dafür ist die monotone Haltearbeit, die die Muskeln bei fast jeder Arbeit leisten müssen, die im Sitzen oder Stehen mit den Armen ausgeführt wird. Dies ist umso problematischer, wenn der Arbeitsplatz nicht ergonomisch ausgelegt ist, also die Höhe der Arbeitsfläche oder des Arbeitsstuhls nicht gut an die individuellen Körpermaße angepasst werden kann. Lange Autofahrten sind ebenfalls eine Belastung. Je stressiger die Bedingungen (Stau oder schlechte Sichtverhältnisse), desto stärker verspannen sich die Muskeln. Noch schlimmer für die Schultergürtelheber ist es, wenn Sie das Telefon häufig zwischen Schulter und Ohr einklemmen; verwenden Sie besser ein Headset oder eine Freisprechanlage, wenn Sie die Hände frei haben müssen. Einseitige Verspannungen können auch entstehen, wenn Sie eine schwere Tasche immer auf der ein- und derselben Seite tragen.

Entlastung am PC

Wenn Sie viel mit der Maus arbeiten, entlastet eine spezielle Unterarmauflage. Sie wird an der Tischkante montiert und erlaubt, das Gewicht des Arms abzugeben, ohne an Beweglichkeit einzubüßen. Lassen Sie sich in einem Ergonomiefachgeschäft beraten. Auch höhenverstellbare Armlehnen am Schreibtischstuhl entlasten die Schultergürtelheber.

Doch nicht nur die Körperhaltung, auch emotionale Faktoren spielen eine große Rolle für das Spannungsniveau der Schultergürtelheber. Ständige Anspannung und steter Zeitdruck am Arbeitsplatz heizen die Verspannung noch mehr an, als die statische Belastung allein dies tun würde. Denn wenn Ihnen „die Angst im Nacken sitzt", ziehen Sie unwillkürlich die Schultern nach oben, um den Nacken zu schützen.

Den Schultergürtelheber lösen

Für die folgende Übung benötigen Sie einen stabilen Stuhl ohne Armlehnen, dessen Rückenlehne etwa in Achselhöhe endet. Darüber hinaus brauchen Sie ein größeres Kissen oder eine gefaltete Decke zum Hochpolstern des Armes und eventuell ein kleines Kissen für den Nacken.

- Wenn Sie die rechte Seite entspannen wollen, stellen Sie den Stuhl mit der Rückenlehne nach rechts vor eine Wand oder eine Tür. Setzen Sie sich mit dem Rücken zur Wand seitlich auf den Stuhl.
- Lagern Sie die rechte Achsel und den rechten Arm mithilfe eines Kissens so über die Rückenlehne des Stuhls, dass der Schultergürtel sich dem Ohr um 3 bis 5 cm annähert.
- Lehnen Sie den Hinterkopf gegen die Wand. Wenn Sie unter einem Rundrücken leiden und den Kopf mehr als 10 Grad rückwärts neigen müssten, um sein Gewicht abgeben zu können, schieben Sie das kleine Kissen zwischen Wand und Kopf.
- Drehen Sie den Kopf zunächst 5 Grad nach links, das betont die Entspannung des Trapezius. Versuchen Sie bei jedem Ausatmen, das Gewicht von Arm und Kopf noch mehr abzugeben.

1
- Nach 3 bis 5 Minuten drehen Sie den Kopf dann 5 Grad nach rechts; nun kann sich der Levator perfekt entspannen.
- Um die linke Seite zu entspannen, gehen Sie genau seitenverkehrt vor. Ein Seitenwechsel ist immer sinnvoll.

1

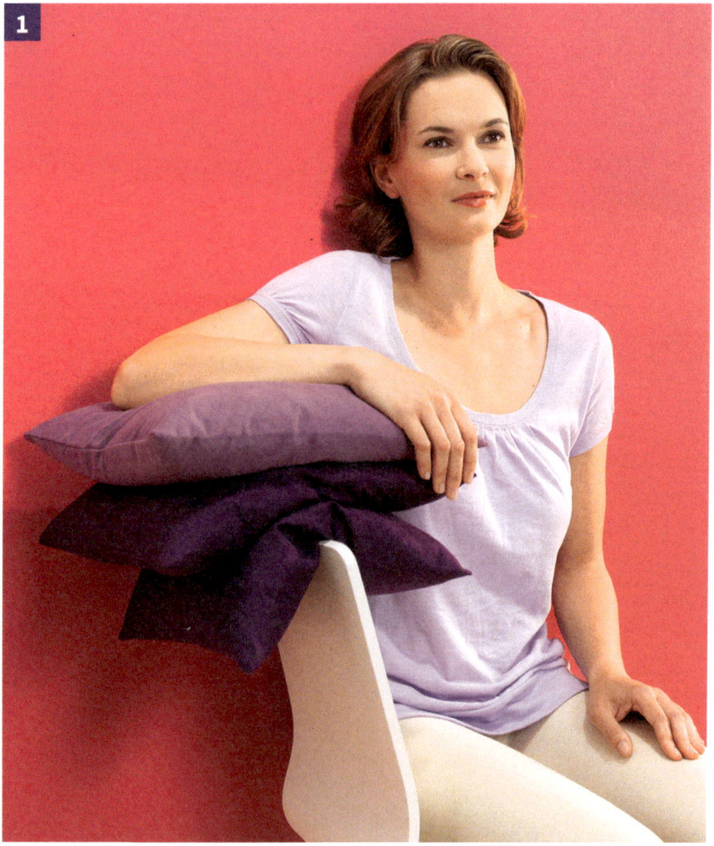

Der Beckenboden

Der Beckenboden setzt sich aus einer Reihe von Muskeln zusammen. Es gibt Fasern, die zwischen Schambein und Steißbein verlaufen – also von vorne nach hinten; andere Muskeln sind schräg oder quer von rechts nach links orientiert. Die Aufgabe der Muskulatur ist es, den Organen im kleinen Becken Halt zu bieten: Harnblase und Gebärmutter beziehungsweise Prostata. Sie ist aber auch wichtig für die Biomechanik des Beckenrings.

Ein zu schwacher Beckenboden führt nicht nur zu Senkungsbeschwerden und Inkontinenz. Auch die Gelenke zwischen den Beckenknochen und dem Kreuzbein werden instabil und können Schmerzen verursachen. In all diesen Fällen benötigen Sie ein aktives Beckenbodentraining, um die Muskeln zu stärken.

Es entstehen aber auch Probleme, wenn die Beckenbodenmuskeln zu stark angespannt sind. Dadurch kann sich sowohl bei Frauen als auch bei Männern die Position des Kreuzbeins ungünstig verändern: Das Steißbein wird Richtung Schambein gezogen, die Kreuzbeinbasis kippt nach hinten. Dadurch werden die unteren Bandscheiben anders belastet als vorgesehen. Auch Probleme im Analbereich (beispielsweise Fissuren oder Hämorrhoiden) werden negativ beeinflusst. Bei Frauen kann ein verspannter Beckenboden zudem zu Periodenschmerzen oder zu Schmerzen beim Geschlechtsverkehr führen.

Tipp für eine leichte Geburt

Die beschriebene Übung dürfen Sie auch während einer unkompliziert verlaufenden Schwangerschaft durchführen. Vor allem in den letzten Wochen muss der Beckenboden beim Stehen und Gehen viel Spannung aufbauen, um das Becken stabil zu halten. Regelmäßige Entspannungsübungen erleichtern da die Geburt. Auch in den ersten Wochen nach der Entbindung ist die Übung hilfreich – vor allem wenn der Beckenboden verletzt wurde.

So kommt es zu Verspannungen

Die häufigste Ursache für Verspannungen sind vorangegangene Erkrankungen der Harnwege, der Geschlechtsorgane oder des Enddarms. Chronischer Stress – nach dem Motto „Zähne zusammenbeißen und durch!“ – kann ebenso zu Anspannung in diesem Bereich führen. Probieren Sie es einmal aus: Es ist so gut wie unmöglich, die Lippen oder Zähne aufeinander zu pressen, ohne dass sich dabei auch eine Spannung im Unterleib aufbaut. Insbesondere bei Menschen, die sehr ordnungsliebend sind, die extrem genau und gewissenhaft arbeiten, findet sich dieses psychomotorische Muster.

Die Spannung der Beckenbodenmuskeln kann nicht so leicht willentlich verändert werden wie die der Arm- oder Beinmuskeln. Durch die Verbindung mit den „unwillkürlichen" Instanzen unseres Nervensystems ist diese Übung ein guter Weg in die Tiefenentspannung und auch dann nützlich, wenn Sie keinerlei Beschwerden in dieser Region haben, sondern nur vor dem Schlafengehen die Anspannung eines hektischen Tages hinter sich lassen wollen.

Den Beckenboden lösen

Für diese Übung brauchen Sie ein, zwei Kopfkissen, ein festes, etwa 20 cm hohes Polster und eine 500 Gramm schwere Bleimanschette (ersatzweise eine Wärmflasche, die mit einem halben Liter warmen Wasser gefüllt ist).

1

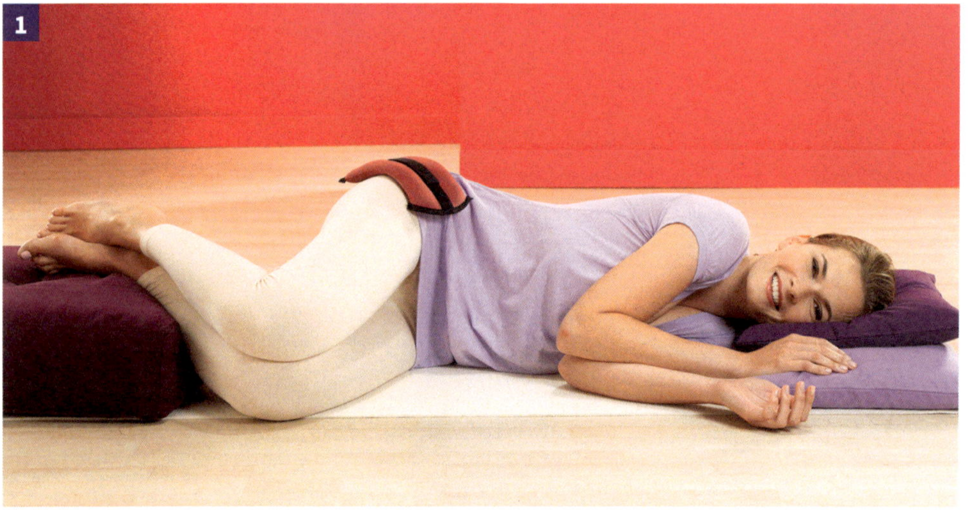

- Legen Sie sich auf die Seite. Wenn Sie eine „Lieblingsseite“ haben, auf der Sie besser einschlafen können, dann beginnen Sie dort. Lagern Sie den Kopf bequem in neutraler Stellung der Halswirbelsäule.
- Beugen Sie Ihre Hüftgelenke und Kniegelenke jeweils um 70 Grad. Lagern Sie die Füße mithilfe des Polsters hoch.
- 1 Legen Sie die Bleimanschette oder Wärmflasche auf den höchsten Punkt des Beckens (Rollhügel des Oberschenkelknochens).
- Nach 3 Minuten in dieser Position wechseln Sie die Seite.

Das Zwerchfell

Das Zwerchfell ist ein kuppelförmiger Muskel, der Brustkorb und Bauchraum voneinander trennt. Die Muskelfasern entspringen rundherum am Unterrand der untersten Rippen und sind durch eine große Sehnenplatte in der Mitte des Körpers miteinander verbunden (siehe Seite 67). Wenn sich das Zwerchfell anspannt, wird die Kuppel flacher, die Bauchorgane werden nach unten gedrückt, der Brustkorb erweitert sich nach unten und Luft strömt in die Lungen. Das Einatmen erfordert also aktive Muskelarbeit.

Das Ausatmen dagegen kann in Ruhe passiv erfolgen; das Zwerchfell entspannt sich. Die vielen elastischen Fasern des Lungengewebes ziehen sich nun wieder zusammen. Auch die Rippenknorpel werden beim Einatmen verformt und ihre elastischen Rückstellkräfte helfen dabei, den Brustkorb wieder in seine Ausgangsposition zurückzuführen. Diese Art zu atmen wird als „Bauchatmung“ bezeichnet.

Wenn Sie beim Sport oder bei schwerer körperlicher Arbeit viel Sauerstoff benötigen, werden noch eine Reihe anderer Muskeln aktiv, um bei der Atemarbeit zu helfen: Der Brustkorb erweitert sich dann auch zu den Seiten und nach vorne oben (sogenannte

Brustkorbatmung). In diesem Fall wird auch die Ausatmung aktiv von den Muskeln unterstützt.

Die Schulter entspannt mit

Das Zwerchfell entsteht in der Embryonalphase aus einem Kiemenbogen und ist daher mit einer Nervenwurzel aus der Halswirbelsäule verbunden, von der aus auch viele Schultermuskeln versorgt werden. Wird es entspannt, lösen sich daher automatisch auch Muskeln in der Schulter-Nacken-Region.

So kommt es zu Verspannungen

Das Zwerchfell kann sich aus unterschiedlichen Gründen verspannen. Es gibt körperliche Ursachen, wie Erkrankungen der Lunge, des Magens (der links direkt unter dem Zwerchfell liegt) oder der Leber (rechts unter dem Zwerchfell gelegen). Wegen der Nähe zu diesen Organen wirkt die folgende Release-Übung auch entspannend auf das vegetative Nervensystem.

Der Volksmund weiß um verschiedene psychosomatische Ursachen für eine Anspannung der Körpermitte: So mancher von uns hält die Luft an, wenn er sich erschreckt. Andere müssen „ihrem Ärger Luft machen“, wenn sie wütend sind – wenn das nicht möglich ist, bleibt die Spannung im Körper stecken.

Das Zwerchfell lösen

Sie benötigen für diese Übung ein großes oder mehrere kleine Kissen und eine 500 Gramm schwere Bleimanschette (ersatzweise eine Wärmflasche, die mit einem halben Liter handwarmem Wasser gefüllt ist).

1
- Legen Sie sich auf die Seite. Wenn Sie eine „Lieblingsseite“ haben, auf der Sie besser einschlafen können, dann beginnen Sie dort. Lagern Sie den Kopf mithilfe der Kissen so hoch, dass die Seitneigung der Halswirbelsäule für Sie gerade noch ange-

nehm ist. Die Hüftgelenke sind 50 Grad gebeugt, die Kniegelenke so weit wie möglich.

- Legen Sie die Bleimanschette beziehungsweise Wärmflasche auf den unteren Brustkorb. Atmen Sie ruhig und betonen Sie das Ausatmen. Geben Sie beim Ausatmen dem Gewicht so gut wie möglich nach.
- Nach 3 Minuten wechseln Sie die Seite.

1

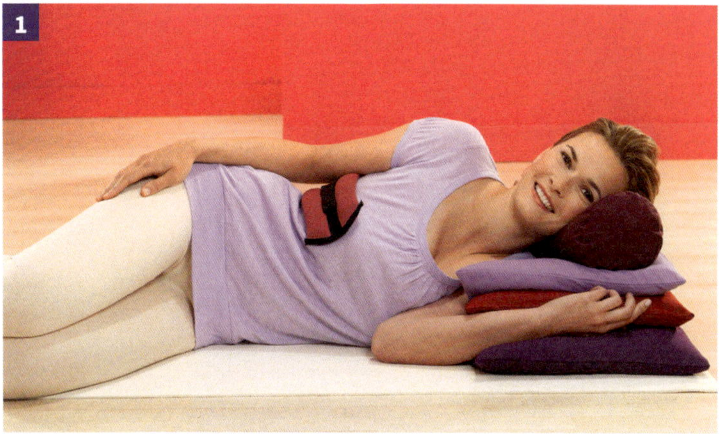

Die Gefäße

Auch Blutgefäße können sich verspannen, denn die Gefäßwände werden zum größten Teil durch glatte Muskelzellen gebildet, deren Spannungszustand vom vegetativen Nervensystem beeinflusst wird. Dabei wirken sich akute Stress-Situationen mit hohem Adrenalinspiegel vor allem auf die Hauptschlagader aus. Chronischer Stress durch ständigen Zeitdruck, Überforderung, Konflikte und Schlafmangel wirkt dagegen stärker auf die Hohlvene.

Die großen Gefäße im oberen Brustkorb haben einen starken Einfluss auf Statik und Beweglichkeit in der Übergangsregion von Hals- und Brustwirbelsäule. Stehen sie stark unter Spannung, können wir uns nicht mehr vollständig aufrichten und die Drehbewegungen sind eingeschränkt. Die aufrichtende Muskulatur der Brustwirbelsäule und die Nackenstrecker verspannen sich, weil sie nicht nur gegen die Schwerkraft, sondern auch gegen die Spannung der Gefäße anarbeiten müssen.

Entspannung für das autonome Nervensystem

Die folgenden Übungen leiten sich von Behandlungstechniken ab, die von Sharon Weiselfish-Giammatteo entwickelt wurden – sie gehören zu ihrem Therapiekonzept Integrative Manual Therapy. Sie helfen bei Beschwerden im Schulter-Nacken-Bereich und können Erkrankungen wie Bluthochdruck oder Herzrhythmusstörungen günstig beeinflussen. Weil die Übungen sehr müde machen können, eignen sie sich gut als Einschlafritual.

Die große Hohlvene entspannen

Für diese Übung brauchen Sie 1 bis 3 Kissen und eine Knierolle. Wenn Sie vor dem Schlafen üben, können Sie auch die Bettdecke benutzen.

- Legen Sie sich auf den Rücken. Benutzen Sie ein Kopfkissen und eine Knierolle, wenn Sie dadurch bequemer liegen.
- 1 Legen Sie Ihren linken Unterarm diagonal über den Brustkorb, sodass der Zeigefinger knapp unter dem rechten Schlüsselbein liegt. Die rechte Hand liegt quer über dem Bauch, der kleine Finger auf Höhe des Bauchnabels. Auf dieser Höhe treffen die Beckengefäße von rechts und links zusammen und münden in die untere Hohlvene. Legen Sie bei Bedarf Kissen unter die Ellbogen, sodass Sie das Gewicht der Arme nicht tragen müssen.
- Stellen Sie sich vor, Sie könnten die Hände in die Tiefe Ihres Körpers sinken lassen. So kommen Sie in Kontakt mit dem oberen und unteren Ende der Hohlvene. Ganz wichtig: nur sinken, nicht drücken. Wenn Sie diesen mentalen Kontakt hergestellt haben, wird Ihr vegetatives Nervensystem in der einen oder anderen Weise reagieren: Sie spüren Wärme unter Ihren Händen, müs-

sen tief durchatmen oder Ihr Magen-Darm-Trakt beginnt zu glucksen.

- Wenn Sie diese „Antwort“ erhalten haben, bringen Sie die beiden Enden des Hohlvene etwas näher zusammen. Dazu bewegt sich die linke Hand einen Millimeter in Richtung Bauchnabel, die rechte Hand einen Millimeter in Richtung rechtes Schlüsselbein.
- Bleiben Sie in dieser Position, bis der Körper zu Ruhe kommt.

Die seelische Dimension

Nutzen Sie die Zeit der Entspannung, um sich zu fragen: Wo habe ich mich überfordert und unter Druck gesetzt? Wann habe ich Ja gesagt, obwohl ich Nein sagen wollte? Wenn Sie sich dies regelmäßig bewusst machen, gelingt die Abgrenzung mit der Zeit immer besser.

1

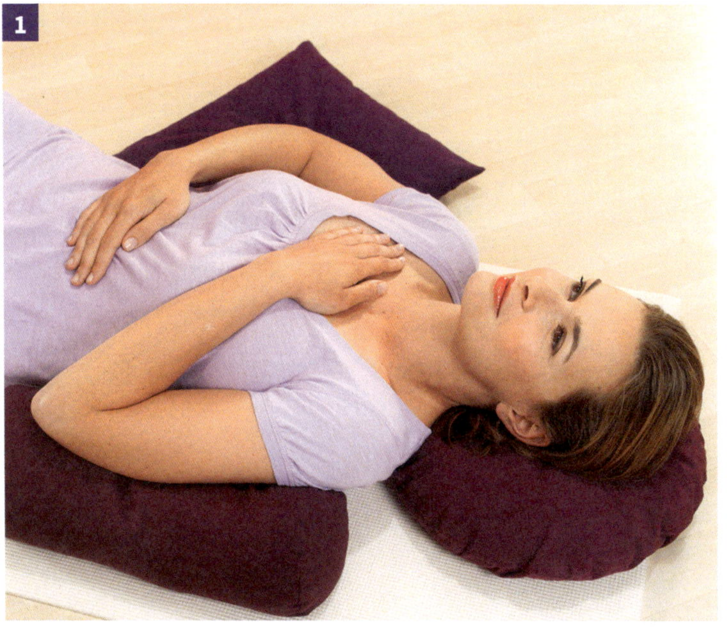

Die Hauptschlagader entspannen

- Sie liegen wieder bequem auf dem Rücken. Legen Sie diesmal den rechten Unterarm diagonal über den Brustkorb. Der Zeigefinger liegt knapp unter dem linken Schlüsselbein, die linke Hand quer über dem Bauch, der kleine Finger auf Höhe des Nabels.
- Gehen Sie nun so vor, wie für die Hohlvene beschrieben: Die Hände sinken erst in die Tiefe und wenn der Release eingesetzt hat, bewegen Sie sie je einen Millimeter aufeinander zu.

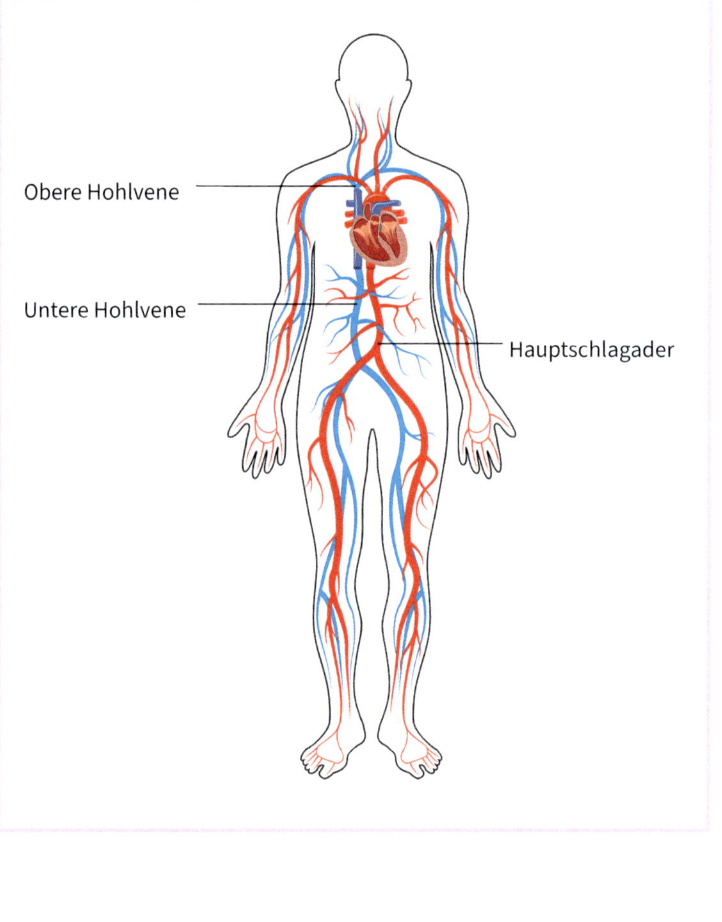

MUSKELN LOCKERN DURCH SANFTEN DRUCK

Durch gezielten und perfekt dosierten Druck knapp unterhalb der Schmerzschwelle können Sie lokalisierte Muskelverhärtungen auflösen. Diese Selbsthilfetechnik leitet sich von der bereits erwähnten manualmedizinischen Behandlungstechnik für sogenannte Triggerpunkte ab, die von Janet G. Travell und David G. Simons entwickelt wurde. Auf Englisch heißt sie „Pressure Release“. Mehr über das Thema Triggerpunkte finden Sie im ersten Kapitel auf den Seiten 35 ff. Das Prinzip des sanften Drucks lässt sich auf jeden Muskel des Körpers anwenden. In diesem Buch wird die Anwendung jedoch nur beispielhaft dargestellt. Wenn Sie Gefallen daran finden, gibt es detailliertere Handbücher, die helfen, das Wissen über die Anatomie von Muskeln und die passenden Selbsthilfetechniken auszubauen.

Diese Hilfsmittel benötigen Sie für die Übungen

- 1 Matte
- 1 Kissen von 40 x 80 cm
- 1 Decke
- 1 Knierolle
- 3 Paar elastische Bällchen in verschiedenen Größen (ca. 7,5 cm/5 cm/3 cm Durchmesser) – siehe Text

Der Trick mit den Bällen

Auf den folgenden Seiten werden zunächst Techniken für die verschiedenen Muskeln auf der Körperrückseite erklärt. Um diese zu bearbeiten, brauchen Sie kleine Bälle verschiedener Größe und Festigkeit. Welcher Ball und welche Unterlage sich am besten eignen, hängt von verschiedenen Faktoren ab.

Da ist zum einen der Körperbau: Wenn Sie von zierlicher Statur sind, werden Sie mit kleinen Bällen und einer weichen Unterlage die besten Erfolge erzielen. Wenn Sie kräftiger gebaut sind, brauchen Sie größere Bälle und eine härtere Unterlage, damit der Druck in der Tiefe ankommt, wo er gebraucht wird.

Zum anderen spielt es eine Rolle, ob Sie Hilfe für eine chronische Muskelverhärtung benötigen, die nur mäßige Beschwerden verursacht. In diesem Fall verträgt der Muskel verhältnismäßig viel Druck. Wenn Sie es dagegen mit einem akuten und sehr schmerzhaften Triggerpunkt zu tun haben, müssen Sie äußerst sanft vorgehen.

Ganz leichten Druck können Sie zum Beispiel mit einem Softball oder einem Wollknäuel ausüben. Festeren Druck erzeugen Tennisbälle, Jonglierbälle oder kompakte Gummibälle. Letztere gibt es in Läden für Tierbedarf – etwas größere sind für Hunde gedacht, kleinere Modelle für Katzen. In diese soliden Gummibälle können Sie mit einem Taschenmesser ein Loch schneiden und sie auf ein etwa 30 cm langes Rundholz mit einem Durchmesser von 0,5 bis 1 cm stecken. Dank dieser „Griffe" lassen sich die Bälle exakt an der schmerzenden Stelle positionieren – auch in sonst schwer erreichbaren Regionen. Wenn Sie mit Tennisbällen Ihre Rückenmuskulatur lockern wollen, stecken Sie diese am besten in einen dünnen Strumpf. Ein paar Knoten im Strumpf sorgen für den optimalen Abstand zwischen den Bällen, damit Sie sie symmetrisch rechts und links neben der Dornfortsatzreihe unter die langen Rückenstrecker platzieren können.

Eine perfekte Ergänzung zu den Übungen in diesem Kapitel sind warme Wannenbäder mit entspannungsfördernden Zusätzen wie Lavendel oder Melisse.

So führen Sie die Übungen richtig aus

- Legen Sie sich auf den Rücken. Benutzen Sie ein Kopfkissen und eine Knierolle, wenn Ihnen das dabei hilft, eine Weile völlig entspannt zu liegen.
- Tragen Sie nur dünne und elastische Kleidungsstücke. Wenn nötig, decken Sie sich zu, damit Sie nicht frieren.
- Platzieren Sie einen Ball unter dem Schmerzpunkt, von dem Sie sich befreien wollen, und einen zweiten symmetrisch dazu auf der anderen Seite der Wirbelsäule. Wenn die Muskulatur auf beiden Seiten verspannt ist, können Sie so beide Seiten gleichzeitig behandeln. Aber auch wenn die zweite Seite schmerzfrei ist, müssen Sie einen zweiten Ball unterlegen, um nicht schief zu liegen.
- Der Druck sollte deutlich spürbar sein, er darf durchaus leichte Schmerzen verursachen, solange Sie diese als „Wohlweh“ empfinden und merken, dass der Schmerz schon mit den ersten Atemzügen nachlässt. Wenn der Schmerz zunimmt, müssen Sie es mit einem weicheren Ball und einer weicheren Unterlage noch einmal aufs Neue versuchen.
- Bleiben Sie ruhig liegen, atmen Sie tief und betonen Sie das Ausatmen. Versuchen Sie, mit jeder Ausatmung etwas weicher über die Bälle zur Unterlage hin zu fließen.
- Bleiben Sie etwa 3 bis 5 Minuten liegen. Wenn der Druck passend dosiert war, ist der Anfangsschmerz dann völlig verschwunden. Idealerweise legen Sie im Anschluss eine Wärmflasche oder ein Heizkissen auf die behandelte Stelle. Die Wärme hilft, Milchsäure und andere Stoffwechselprodukte auszuschwemmen, die sich in den verhärteten und schlecht durch-

bluteten Triggerpunkten angesammelt haben. Anderenfalls können nach der Druckpunktmassage muskelkaterähnliche Schmerzen auftreten.

Um wiederkehrenden Beschwerden durch Triggerpunkte vorzubeugen, hilft es, die betroffenen Muskeln unter der heißen Dusche oder in einem Thermalbecken zu dehnen.

Triggerpunkte manuell lösen

Der Trick mit den Bällen funktioniert nur bei Körperpartien, auf die man sich gut legen kann. Neben der Körperrückseite lassen sich die Bälle also auch für die seitlichen Stabilisatoren des Hüftgelenks oder den seitlichen Kopf des Oberschenkels nutzen (siehe auch Abbildung Seite 66).

Triggerpunkte in kleineren Muskeln im Bereich von Kopf, Unterarmen und Unterschenkeln lassen sich dagegen besser ganz gezielt von Hand bearbeiten.

Wie Sie im Theoriekapitel erfahren haben, ist Relax eine Voraussetzung für Release. Egal welchen Muskel Sie also behandeln wollen: Suchen Sie sich eine möglichst bequeme Ausgangsposition, in der Ihr ganzer Körper möglichst wenig Haltearbeit leisten muss. Im Liegen ist das γ-Motoneuronsystem (siehe Seite 26) weniger aktiv als in einer aufrechten Position, was den Entspannungsprozess erleichtert.

Mit Fingerspitzengefühl

Entscheidend für den Erfolg ist, dass Sie sehr sanft und dosiert vorgehen. Wenn Sie zu viel Druck ausüben, vor allem wenn Sie den verspannten Muskel, in dem sich der Triggerpunkt befindet, unter Ihren Fingern hin- und herschnalzen lassen, kann es sein, dass sich die Schmerzen eher noch verstärken. Drücken Sie also nie mechanisch zu. Ihre Finger sind ein sensibles Tastorgan. Wenn Sie den Druck richtig dosieren, spüren Sie ziemlich schnell, wie der verhärtete Triggerpunkt unter ihnen weich wird. Gibt das Gewebe nicht nach, reduzieren Sie den Druck nochmals. Denn im Umgang mit Triggerpunkten gilt: Weniger bringt in den meisten Fällen mehr.

Achtung!
Leiden Sie unter einer stärkeren Verkrümmung der Wirbelsäule, in der medizinischen Fachsprache Skoliose genannt? Dann gilt für Sie eine Ausnahme von der Regel: Die Bällchen müssen nicht immer symmetrisch neben der Wirbelsäule positioniert werden. Wenn die Wirbelsäule selbst asymmetrisch ist, sind oft auch die Verspannungen nur einseitig. Es kann daher sinnvoll sein, nur einen Ball zu benutzen und zudem nicht in der Rückenlage zu arbeiten, sondern in einer Halbseitenlage. Idealerweise lassen Sie sich zunächst von einem geschulten Therapeuten einweisen, an welchen Punkten und in welcher Position Sie ansetzen sollten. Dann kann die Ballmethode auch für Sie sehr hilfreich sein.

Die aufrichtende Muskulatur der Wirbelsäule

Musculus erector spinae, der die Wirbelsäule aufrichtet, wird von vielen einzelnen Fasern gebildet. Die untersten entspringen einer kräftigen Sehnenplatte über dem Kreuzbein und ziehen sich bis zu den unteren Rippen. Im Bereich des Brustkorbs ziehen die Fasern schräg von unten innen nach oben außen und überspannen dabei vier bis fünf Rippen. Im Halswirbelbereich setzen Fasern von den Rippen kommend an den Querfortsätzen an. Zusammen bilden all diese Fasern einen kräftigen, strangförmigen Muskel, der auf beiden Seiten der Wirbelsäule vom Becken hinauf bis zum Hinterkopf verläuft (siehe Seite 69).

Der Erector spinae kontrolliert und bewegt das Gewicht des Rumpfes beim Vorbeugen und Wiederaufrichten. Bei einer perfekt ausbalancierten Doppel-S-Form der Wirbelsäule muss er im aufrechten Stand oder bei aufrechtem Sitzen kaum Haltearbeit leisten. Im Alltag ist dies jedoch eher die Ausnahme als die Regel: Abweichungen der Statik von der „Ideallinie", wie ein vorgekipptes Becken, ein Hohlkreuz, ein Rundrücken und ein nach vorne geschobener Kopf, machen eine ständige Haltespannung in verschiedenen Abschnitten dieses Muskels erforderlich. Hinzu kommt, dass man am Schreibtisch häufig vornübergebeugt sitzt, um in Büchern oder Unterlagen zu lesen.

> **!**
>
> Verspannungen im Nacken führen häufig zu Kopfschmerzen. Hier kombinieren Sie die Druckpunktmassage am besten mit passenden Bewegungsübungen für die Halswirbelsäule (siehe Seite 161).

Empfindliche Körperstelle

Am anfälligsten für Verspannungen ist der Erector spinae in der Übergangsregion von der Lendenwirbelsäule in die Brustwirbelsäule. Triggerpunkte im Bereich der unteren Rippen können dabei nicht nur lokale Schmerzen verursachen. Diese können auch in den Bereich der Gelenkverbindung zwischen Kreuz- und Darmbein oder der Gesäßmuskulatur ausstrahlen.

Bei chronischen Verspannungen verschlechtert sich zwangsläufig die Beweglichkeit der Wirbelsäule – sowohl für die Verbeugung als auch für die Drehung. Idealerweise kombinieren Sie daher die folgende Pressure-Release-Technik mit den Dehnlagerungen, die auf den Seiten 153 ff. beschrieben werden.

Den ganzen Rücken lockern

- Bei Schmerzen im Lendenwirbelsäulenbereich können Sie entweder nur einen einzelnen Schmerzpunkt auflösen oder aber Stück für Stück den ganzen Strang entspannen. Dazu eignen sich am besten Tennis- oder Hundebälle. Sie machen die Übung in der Rückenlage.

1 • Zur Dosierung des Drucks können Sie die Position von Becken und Beinen einsetzen: Wenn Sie die Beine aufstellen, flacht sich der Rücken ab und der Druck wird intensiver.

2 • Strecken Sie die Beine aus, nimmt die Lendenwirbelsäule ihre natürliche Krümmung ein und der Druck wird schwächer.

3 • Im Bereich der oberen Brustwirbelsäule empfinden die meisten Menschen etwas kleinere Bälle als angenehmer (Katzenbällchen).

- Im Bereich des Nackens lassen sich mit zwei Tennisbällen, die mithilfe eines Strumpfes direkt nebeneinander fixiert werden (siehe Seite 116), die besten Erfolge erzielen. Das Gewicht des Kopfes sollte dabei auf einem kleinen Kissen ruhen, damit der Druck der Bälle ausreichend sanft dosiert werden kann.
- Wenn Sie unter einem starken Rundrücken leiden und ein hohes Kopfkissen benötigen, um entspannt liegen zu können, platzieren Sie die Bälle für diese Übung zwischen dem Kissen und der Nackenmuskulatur.
- Oft müssen Sie ein wenig herumprobieren, um die für Sie optimalen Bälle, die dazu passende Unterlage und die beste Position herauszufinden. Lassen Sie sich nicht entmutigen, wenn Sie nicht gleich beim ersten Versuch erfolgreich sind. Die Wirkung dieser Übung wird Sie bald dafür entschädigen. Wenn Sie Ihre Position gefunden haben, bleiben Sie 3 bis 5 Minuten so liegen.

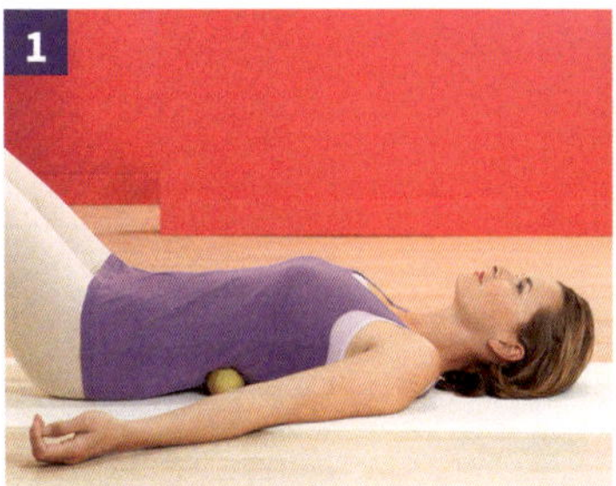
1

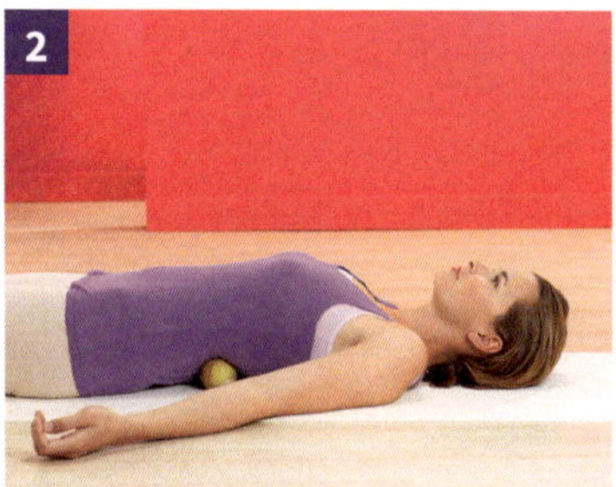
2

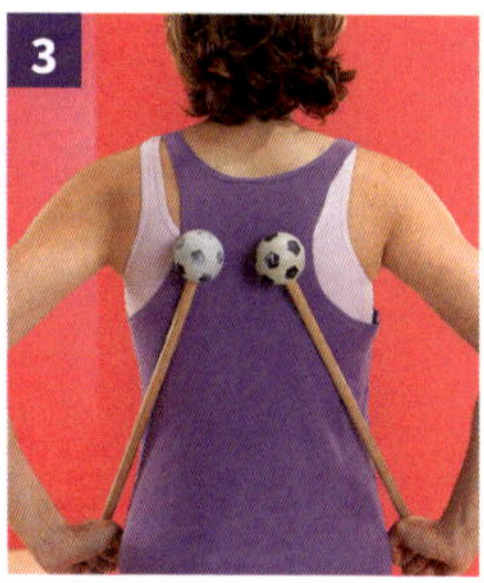
3

Vorbeugen ist besser

Den berühmten Hexenschuss hat wahrscheinlich jeder schon am eigenen Leibe erfahren. Und vermeintlich ist es nur die Folge einer falschen Bewegung, die die heftigen Schmerzen verursacht. Bei genauerer Betrachtung gibt es häufig eine längere Vorgeschichte. Denn allzu oft schleichen sich im Alltag zunächst unbemerkt Verspannungen ein; eine akute Überlastung des Muskels ist dann nur noch der letzte Tropfen, der das Fass zum Überlaufen bringt. So beugen Sie vor:

- Vermeiden Sie so weit wie möglich monotones Sitzen. Verwenden Sie am besten Stühle, die eine bewegliche Sitzfläche haben und es Ihnen damit erlauben, Ihre Sitzposition häufig zu variieren. Stehen Sie mindestens einmal pro Stunde auf und strecken Sie Arme und Beine zwischendurch immer wieder kräftig in alle Richtungen.
- Arbeiten unter Zeitdruck erhöht die Spannung im ganzen Körper. Verbessern Sie Ihr Zeitmanagement, planen Sie „Zeitpuffer“ ein, für den Fall, dass einmal nicht alles optimal läuft. Sagen Sie auch einmal Nein, wenn der Terminkalender überquillt.
- Verwenden Sie auf langen Autofahrten ein Lendenstützkissen (aus dem Sanitätshaus), um die natürliche Lordose (S-Krümmung) der Wirbelsäule ohne Muskelarbeit aufrechtzuerhalten. Auf Zug- oder Flugreisen können Sie auch einen Pullover oder einen größeren Schal zu einer Rolle legen und sich diese ins Kreuz schieben.
- Vermeiden Sie es, beim Heben schwerer Lasten die Wirbelsäule zu beugen und gleichzeitig auch noch zu drehen. Beugen Sie stattdessen Hüften und Knie und halten Sie den Rücken ganz gerade. Atmen Sie vor dem Anheben aus und spannen Sie bewusst die Bauchdecke an.
- Teilen Sie sich körperlich schwere Arbeiten ein. Wenn Sie die ganze Woche am Schreibtisch sitzen, ist Ihr Körper nicht in der Form, am Wochenende plötzlich acht bis zehn Stunden ohne Pause zu schuften (zum Beispiel im Garten).
- Steigern Sie bei sportlicher Betätigung das Trainingspensum nicht abrupt. Steigerungsschritte von 10 bis 15 Prozent sind völlig ausreichend.
- Schützen Sie sich vor kaltem Luftzug – vor allem wenn Sie schwer gearbeitet oder Sport getrieben und dabei stark geschwitzt haben.
- Steigen Sie nach harter Arbeit in die heiße Badewanne oder gehen Sie in die Sauna, um die Muskeln „durchzuspülen“. Leistungssportler tun das auch.

Die Gesäßmuskulatur

Die wichtigsten Fakten über diese Muskeln haben Sie bereits auf Seite 82 erfahren. Die dort beschriebene Positional-Release-Technik lässt sich hervorragend mit der Pressure-Release-Technik kombinieren: Erstere entspannt den ganzen Muskel, anschließend können Sie dann mit sanftem Druck noch verbliebene Spannungsknoten lösen.

Die Gesäßmuskeln lockern

1

- Die Triggerpunkte im Musculus glutaeus medius finden sich meist in den Partien nahe des Kreuz-Darmbein-Gelenks, etwas seitlich und unterhalb vom hinteren Darmbeinstachel. Diesen können Sie im Bereich der beiden „Grübchen“ rechts und links der Wirbelsäule auf der Höhe des Übergangs vom Becken in die Lendenwirbelsäule tasten. Verspannungen dort lösen Sie am besten in der Rückenlage. Die meisten Menschen sind hier am erfolgreichsten mit kleinen Gymnastikbällchen von acht bis zehn Zentimeter Durchmesser, die gerne auch kleine Noppen haben dürfen.
- Die Triggerpunkte im Musculus glutaeus minimus finden sich meist in der seitlichen Partie zwischen Beckenkamm und Rollhügel. Um diese Punkte zu erreichen, müssen Sie in der Seitenlage üben; Tennisbälle haben die optimale Größe. Da relativ viel Gewicht auf dem Auflagepunkt lastet, muss die Unterlage ausreichend weich sein. Am besten versuchen Sie es im Bett.

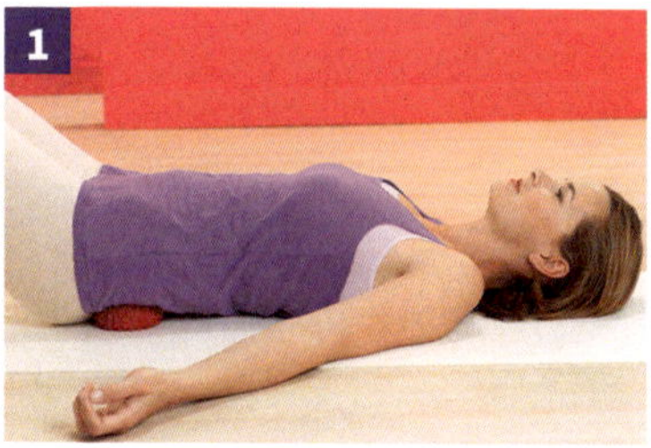

Die Schultergürtelheber

Das Wichtigste über die Schultergürtelheber haben Sie bereits auf der Seite 103 gelesen. Da diese Muskeln besonders anfällig für Verspannungen sind, ist es gut, ein ganzes Repertoire von Entspannungsübungen zu kennen. Für die Pressure-Release-Techniken benötigen Sie auf Rundhölzer aufgesteckte Gummibällchen (siehe Seite 116).

Hier lernen Sie noch eine dritte Übung kennen, um die Muskulatur der Schultergürtelheber zu entspannen.

Die Schulterpartie lockern

Wenn Sie ein Bett mit einem harten, glatten Kopfteil haben, können Sie dort die Übung sehr gut durchführen (Alternative: eine Tür oder Schrankwand). Dank der Rundhölzer rutschen die Bälle nicht unter den Oberrand des Trapezius heraus.

1
- Um Triggerpunkte im Musculus trapezius zu lösen, positionieren Sie die Bälle 2 bis 3 cm seitlich der Ohren unter den Schultern.
- Für eine Druckpunktmassage des Musculus levator scapulae platzieren Sie die Bälle etwas weiter zur Mitte. Verwenden Sie ein Kopfkissen, wenn Sie nicht entspannt flach liegen können.

1

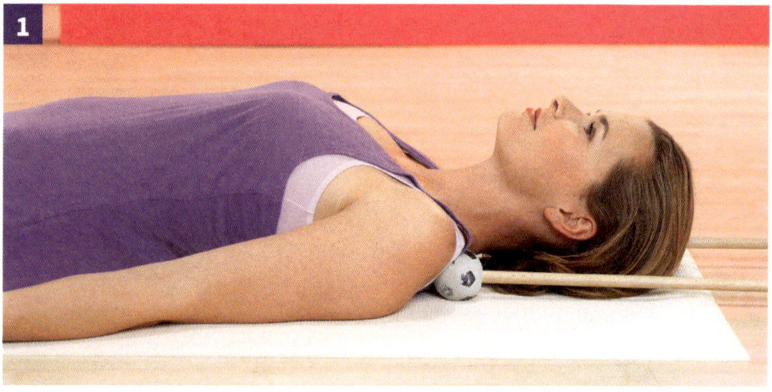

Die Kiefermuskulatur

Triggerpunkte in der Kiefermuskulatur sind eine häufige Ursache für Kopfschmerzen. Besonders anfällig ist der Musculus masseter, der von Jochbein zum Unterrand des Unterkiefers verläuft (siehe Seite 69). Triggerpunkte in diesem Muskel können auch übertragene Schmerzen im Bereich von Ohren oder Zähnen hervorrufen. Wenn Sie nachts mit den Zähnen knirschen und deshalb morgens bereits mit Kopfschmerzen aufwachen, sollten Sie den Tag gleich mit dieser Entspannungsübung beginnen.

In der Regel dauert es 2 bis 3 Minuten, die Verspannung ganz zu lösen. Im Anschluss können Sie nach weiteren Triggerpunkten im Muskel suchen und diese ebenfalls behandeln.

Die Kaumuskulatur lockern

- Legen Sie sich entspannt auf den Rücken. Lösen Sie die Zahnreihen voneinander und entspannen Sie Ihre Zunge.
- Um weniger Haltearbeit leisten zu müssen, bringen Sie die Ellbogen vor dem Brustkorb zusammen und stützen so die Arme auf dem Rumpf ab.

2 • Betasten Sie den Musculus masseter mit den Mittelfingern vorsichtig auf beiden Seiten. Suchen Sie nach den Triggerpunkt-typischen Verhärtungen. Wenn Sie die verspannteste und empfindlichste Stelle im Muskel gefunden haben, können Sie vorsichtig mit der eigentlichen „Arbeit“ beginnen: Üben Sie sanft und gleichmäßig Druck aus. Atmen Sie tief und regelmäßig und betonen Sie das Ausatmen. Gibt der Muskel nach, sind Sie auf dem richtigen Weg; sonst müssen Sie den Druck noch mehr reduzieren.

2

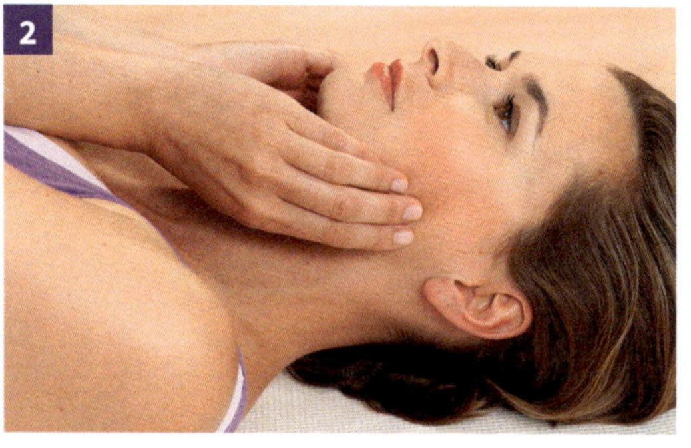

Die Muskulatur der Unterarme

Bei fast allen Menschen, die den ganzen Tag über am Computer arbeiten, finden sich Triggerpunkte sowohl in der Beuge- wie in der Streckmuskulatur der Unterarme (siehe Seite 68). Sie verursachen im Alltag zwar kaum Beschwerden (sind also latent). Doch nach dem Frühjahrsputz oder einer groß angelegten Aktion im Garten können sich diese Verspannungen empfindlich bemerkbar

Sind Sie überbeweglich?

Wenn Sie Ihre Fingergelenke deutlich überstrecken und das Handgelenk mehr als 80 Grad beugen und strecken können, leiden Sie an einer Bindegewebsschwäche oder – wie Mediziner es ausdrücken – an einer Hypermobilität (siehe Seite 29). Ihre Muskeln müssen besonders viel Arbeit leisten, um die Gelenke zu stabilisieren, und sind deswegen besonders anfällig für Verspannungen und Triggerpunkte. Wenn Ihre Muskulatur gut trainiert ist, wird sie nicht so leicht überfordert und kann die Gelenke besser vor frühzeitigem Verschleiß schützen.

Um beschwerdefrei zu werden, sollten Sie mit kleinen Übungsgeräten trainieren, die auf reflektorischem Wege die Kokontraktion – also die gleichzeitige Kontraktion von Beugern und Streckern – anregen, wie sie für die Stabilisation des Handgelenks bei größeren mechanischen Belastungen notwendig ist. Für Anfänger eignet sich dazu sehr gut ein kurzer Schwingstab aus dem Sportfachhandel. Für Fortgeschrittene empfiehlt sich ein tennisballgroßes Trainingsgerät mit integriertem Schwungrad. Dieser „Kreiselball“ erfordert deutlich mehr Kraft und Geschick, kann aber instabile Handgelenke sogar für intensivere sportliche Beanspruchungen wieder fit machen.

Egal für welches Hilfsmittel Sie sich entscheiden: Verteilen Sie mehrere kurze Trainingseinheiten über den Tag. So verhindern Sie, dass latente Triggerpunkte durch Überforderung der Muskeln aktiviert werden.

machen. Im ungünstigsten Fall können Sie dann morgens nicht einmal mehr die Kaffeekanne hochheben.

Für die nun folgende Selbsthilfetechnik eignet sich die bequeme Seitenlage sehr gut. Alternativ können Sie in einem Lehnsessel üben oder auf einem Stuhl sitzend die Unterarme auf dem Tisch ablegen. Wichtig ist, dass Sie das Gewicht der Arme und des Schultergürtels nicht aktiv halten müssen.

Die Unterarme lockern

Je nach der Größe Ihrer Hände und Unterarme sowie nach der Lage der Triggerpunkte eignen sich Mittelfinger oder Daumen am besten, um die Pressure-Release-Technik durchzuführen. Auf den Bildern sehen Sie unterschiedliche Möglichkeiten. Probieren Sie einfach aus, mit welcher Variante Sie am besten zurechtkommen.

1
- Betasten Sie vorsichtig die Muskeln in ihrem gesamten Verlauf. Wenn Sie Beschwerden haben, wird es Ihnen keine Mühe bereiten, den am stärksten verspannten Punkt zu finden. Massieren Sie nicht quer über die Muskeln! Üben Sie an der empfindlichsten Stelle ganz sanft und gleichmäßig Druck aus. Atmen Sie tief

!

Auf Seite 134 lernen Sie eine weitere Übung kennen, um die Beugemuskulatur des Unterarms zu entspannen.

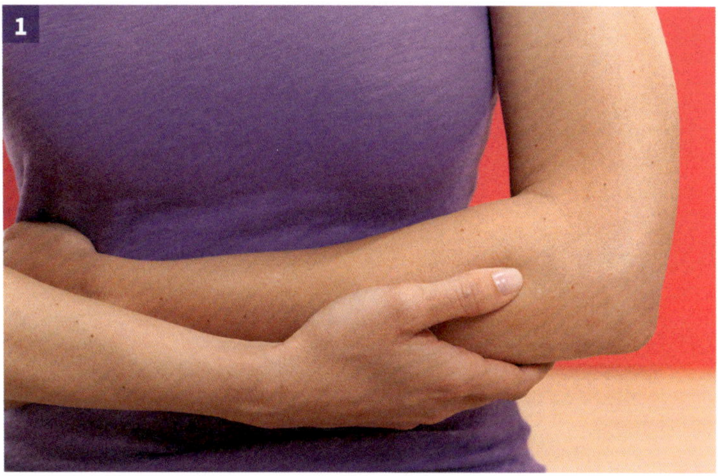

und regelmäßig und betonen Sie das Ausatmen. Wenn Sie spüren, wie der Muskel unter ihrem Finger weicher wird, machen Sie es genau richtig. Sonst nehmen Sie den Druck noch ein wenig zurück. Geben Sie dem Muskel 2 bis 3 Minuten, um sich ganz zu lösen.

2 • Wenn Sie noch mehr Zeit und Geduld haben, können Sie nach weiteren Triggerpunkten im Muskel suchen und diese ebenfalls mit sanftem Druck behandeln.

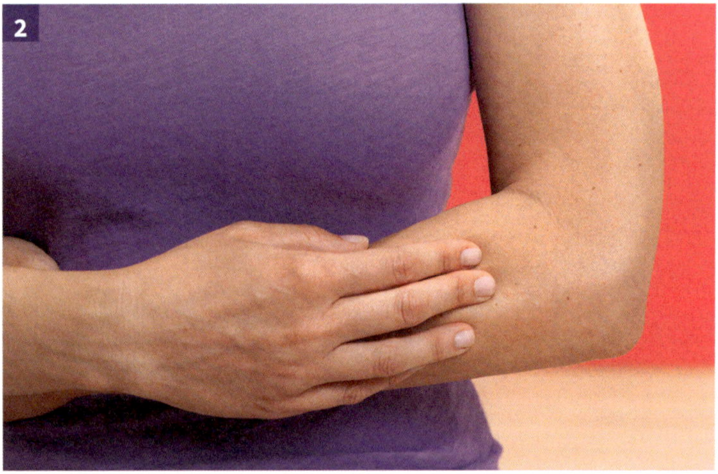

AUF SPANNUNG FOLGT ENTSPANNUNG

Das Prinzip der sogenannten Postisometrischen Relaxation wurde erstmals von dem Neurobiologen Karel Lewit beschrieben. Er suchte nach sanften Alternativen für die chirotherapeutische Manipulation, also das „Knacken" von Blockierungen im Bereich der Wirbelsäule. Wie andere neurologisch geprägte Vertreter der Prager Schule (eine Gruppe von Pionieren der wissenschaftlich fundierten Manuellen Therapie, zu der auch Vladimir Janda und die Gebrüder Dvorák gehörten) war er der Überzeugung, dass Blockierungen kein mechanisches Problem sind, wie zum Beispiel eine verklemmte Schublade. Sie sind vielmehr eine Folge von Muskelverspannungen. Somit sollte durch ein Auflösen der Spannungsstörung auch die Beseitigung der Blockierung möglich sein – ohne einen mechanischen Impuls. Diese Methode ist vor allem im Bereich der Halswirbelsäule von Interesse, wo es durch chirotherapeutische Eingriffe zu schwerwiegenden Komplikationen in Form von Gefäßverletzungen kommen kann. Lewit fand heraus, dass ein Muskel nach einer isometrischen Anspannung gegen einen Widerstand (ohne Muskelverkürzung) eine besonders große Entspannungsbereitschaft aufweist. Ebenso wie die bisher beschriebenen Release-Techniken lässt sich auch dieses Prinzip nicht nur in der Manualtherapie einsetzen, sondern eignet sich auch zur erfolgreichen Selbsthilfe. Sie benötigen dazu keine Hilfsmittel, und weil Sie sich nicht einmal hinlegen müssen, lassen sich die Übungen gut in den Alltag einbauen.

Die Aufmerksamkeit schärfen

Der bewusste Wechsel von Anspannung und Entspannung in diesen Übungen schärft auch Ihre Wahrnehmungsfähigkeit dafür, ob Sie im Alltag Muskeln anspannen, die Sie eigentlich gerade gar nicht benötigen – zum Beispiel wenn Sie psychisch angespannt sind oder unter Zeitdruck stehen. In diesem Fall gilt es, einmal ganz tief durchzuatmen und mit dem Ausatmen loszulassen.

Schritt für Schritt zu mehr Entspannung

- Tragen Sie bequeme Kleidung, die Sie nicht einengt.
- Spannen Sie denjenigen Muskel, den Sie entspannen wollen, langsam immer kräftiger an; bleiben Sie jedoch stets im schmerzfreien Bereich. Halten Sie die Spannung für 8 bis 10 Sekunden.
- Lassen Sie die Anspannung nicht plötzlich und ruckartig los, sondern weich und fließend. Erst wenn Sie so weit losgelassen haben, wie es Ihnen bewusst möglich ist, gehen Sie über in die Dehnphase, die 15 bis 20 Sekunden dauert.
- Wiederholen Sie den Zyklus von Anspannung, Entspannung und Dehnung 2- bis 5-mal.
- Wenn Sie mit dem Bewegungsablauf gut vertraut sind, stimmen Sie Bewegung und Atmung aufeinander ab. Das Einatmen unterstützt die Anspannung eines Muskels, das Ausatmen fördert Entspannung und Dehnfähigkeit. Versuchen Sie, die Ausatmung jedes Mal um eine Zehntelsekunde zu verlängern. Das stimuliert den Parasympathikus und fördert die Entspannung.
- Wenn Sie die Augen schließen, können Sie Ihre Aufmerksamkeit noch besser nach innen wenden.

Die Schultergürtelheber

Nun lernen Sie eine weitere Übung kennen, um die kleinen Quälgeister in der Schulter-Nacken-Partie zu vertreiben. Sie benötigen dazu weder Hilfsmittel noch viel Zeit – ideal für die Pausenentspannung am Arbeitsplatz. Am Anfang empfiehlt es sich allerdings, vor einem Spiegel üben. Denn das Geheimnis dieser Übung liegt in der Präzision, also der genauen Unterscheidung zwischen aktiven Bewegungen des Schultergürtels und passiven Bewegungen im Schultergelenk.

Sie können die Wirkung dieser Übung noch intensivieren, indem Sie sich Bleimanschetten mit einem Gewicht von je 500 Gramm um die Handgelenke schnallen.

Schultergürtelheber entspannen

- Sie stehen mit hüftbreit geöffneten Beinen aufrecht. Stellen Sie sich vor, Sie wären eine Marionette: Ihr Kopf schwebt an einem unsichtbaren Faden mühelos über Ihrem Rumpf. Ihre Schultern werden ebenfalls von unsichtbaren Fäden bewegt. Die Arme hängen passiv herab. Alle Bewegungen sind langsam und fließend.

1
- Atmen Sie ein. Die Schultern bewegen sich dabei nach oben, fast bis zu den Ohren. Die Arme hängen locker an den Seiten herab. Halten Sie sie einige Sekunden gegen die Schwerkraft.

2
- Atmen Sie aus. Die Schultern sinken dabei langsam wieder in die Ausgangsposition, vielleicht sogar noch ein wenig tiefer.
- Wiederholen Sie dieses einfache Heben und Senken so lange, bis die Bewegung stufenlos weich ohne jedes Ruckeln abläuft. Beginnen Sie erst dann mit der anspruchsvolleren Variante.

1

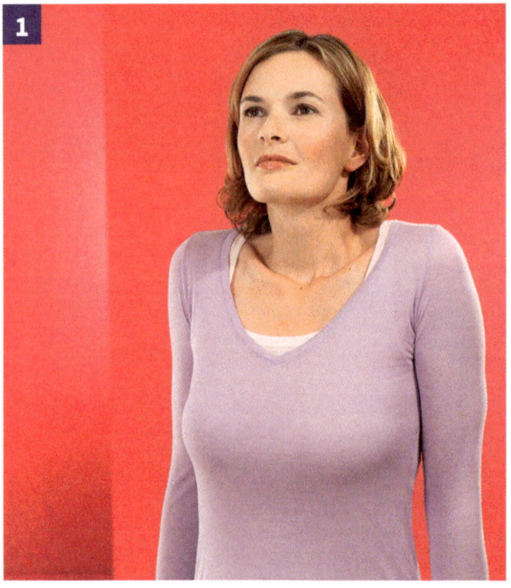

2

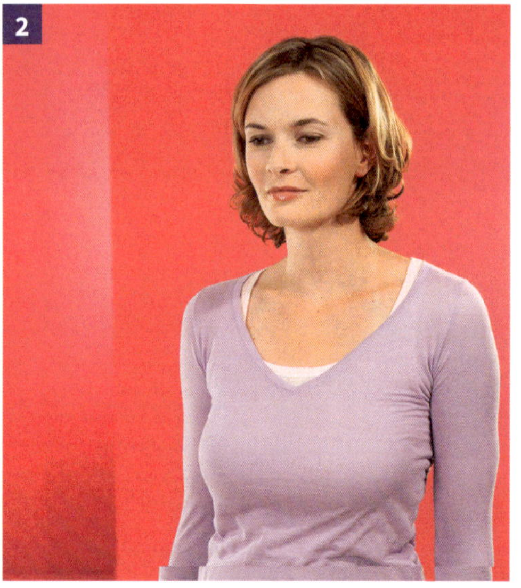

Für Fortgeschrittene

- Atmen Sie ein. Die Schultern bewegen sich dabei nach oben, fast bis zu den Ohren. Die Arme hängen locker herab.
- Halten Sie den Atem an. Neigen Sie den Rumpf nach rechts, ohne die Schultern absinken zu lassen. Der rechte Arme hängt locker vom Körper weg nach unten, der linke liegt am Rumpf.
- Atmen Sie aus. Der rechte Arm sinkt dabei der Schwerkraft folgend senkrecht nach unten. Die Schwerkraft dehnt die Schultergürtelheber. Die linke Schulter bleibt aktiv gehoben.
- Atmen Sie ein. Die rechte Schulter bewegt sich langsam und gleichmäßig wieder nach oben.

3

- Halten Sie den Atem an. Neigen Sie den Rumpf nach links, ohne die Schultern sinken zu lassen. Nun hängt der linke Arme locker vom Körper weg nach unten, der rechte liegt am Rumpf an.

4

- Atmen Sie aus. Der linke Arm sinkt der Schwerkraft folgend senkrecht nach unten.

- Beim Einatmen bewegt sich die linke Schulter wieder nach oben.
- Halten Sie den Atem an und kommen Sie mit dem Rumpf zurück zur Mitte, ohne die Schultern absinken zu lassen.
- Atmen Sie aus. Beide Arme sinken dabei nach unten.
- Atmen Sie ohne Bewegungen ein und aus, bis sich der Atemrhythmus normalisiert hat. Wiederholen Sie die Abfolge und beginnen Sie diesmal mit der Neigung des Rumpfes nach links.

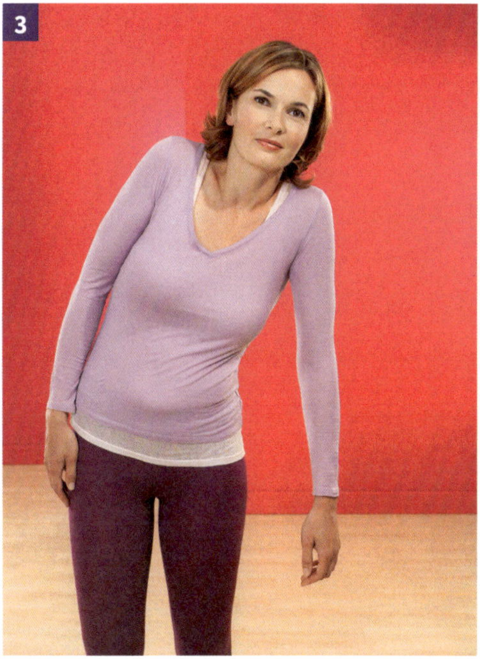

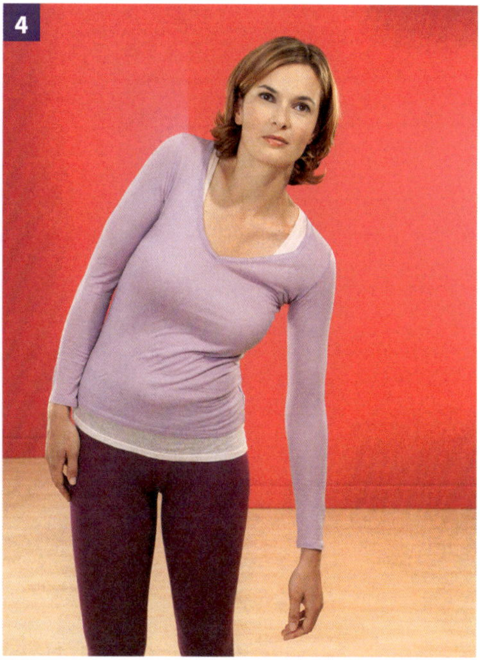

Die Beugemuskeln des Unterarms

Wie Sie bereits erfahren haben, ist selten ein Beugemuskel allein verspannt. Meist ist die ganze Kette von den Fingerspitzen bis zum Nacken überlastet, weil der Alltag einseitig auf das Greifen und Halten von Gegenständen ausgerichtet ist. Je monotoner dabei die Handgriffe sind, desto größer ist das Risiko für Muskeln und Sehnen.

Mit der folgenden raffinierten Dehnübung erreichen Sie eine ganze Gruppe von Muskeln, die auf der Beugeseite von Elle und Speiche Richtung Handgelenk ziehen (siehe Seite 68). Auch die Beugemuskeln der Finger werden mit entspannt. Zugleich sinkt bei regelmäßigem Training das Risiko für Sehnenscheidenentzündungen. Die Übung lässt sich wie die vorangegangene gut in die Arbeitspause einbauen. Vergessen Sie aber nicht, auch vor dem Schlafengehen etwas für die Entspannung Ihres Bizeps zu tun.

Beobachten Sie sich im Alltag: Unter Zeitdruck oder psychischem Stress packen wir in vielen Situationen deutlich fester zu, als es erforderlich ist. Versuchen Sie, die Dinge locker in Angriff zu nehmen.

Die Unterarm-Beugemuskeln entspannen

1

- Sie stehen mit hüftbreit geöffneten Beinen aufrecht (möglichst ohne Schuhe). Legen Sie die Handflächen vor dem Körper aneinander. Wenn Sie das Handgelenk im rechten Winkel abbiegen können, bilden beide Unterarme eine waagerechte Linie. Sind die Handgelenke weniger gut beweglich, bilden die Unterarme einen flachen Winkel.
- Beginnen Sie als Rechtshänder mit der Entspannung der rechten Hand. In der Anspannungsphase pressen Sie die Handflächen aufeinander und betonen dabei die Fingerspitzen. Halten Sie die Spannung für 8 bis 10 Sekunden.

2 • Lassen Sie die Anspannung bewusst wieder los. Für die Dehnphase bewegen Sie nun die Hände 3 bis 5 cm nach rechts und versuchen Handgelenk und Finger je 3 bis 5 Grad weiter in Richtung Streckung nach rechts zu bringen. Halten Sie diese Position 15 bis 20 Sekunden. Betonen Sie in dieser Zeit das Ausatmen.

3 • Gehen Sie in dieser neuen Ausgangsposition nochmals in die Anspannung: Drücken Sie Handfläche gegen Handfläche, Fingerspitzen gegen Fingerspitzen.

- Lösen Sie die Anspannung bewusst wieder. Versuchen Sie, die Hände nochmals 3 bis 5 cm weiter nach rechts zu bewegen und Handgelenk und Finger noch eine Spur weiter zu strecken. Gehen Sie dabei aber nicht über Ihre Schmerzgrenze.
- Lösen Sie die Handflächen voneinander, schütteln Sie die Arme locker aus und machen Sie die Übung dann in die umgekehrte Richtung für die Beuger des linken Arms.

1

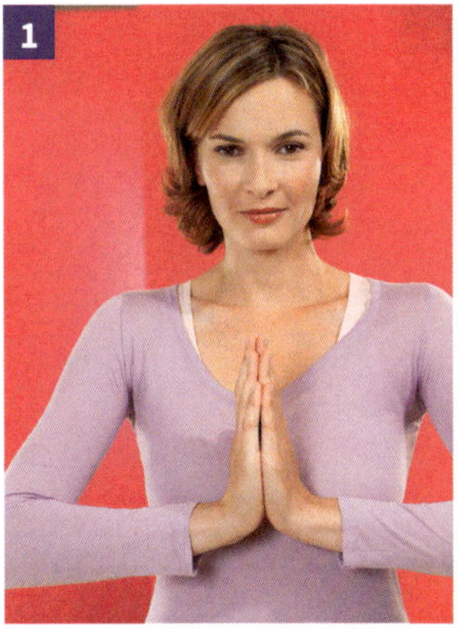

2

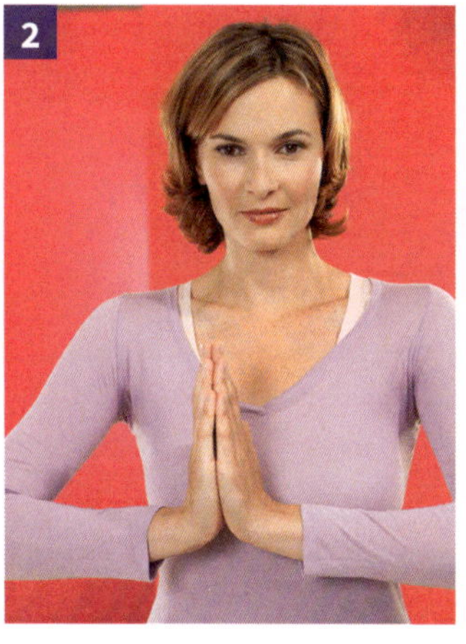

3

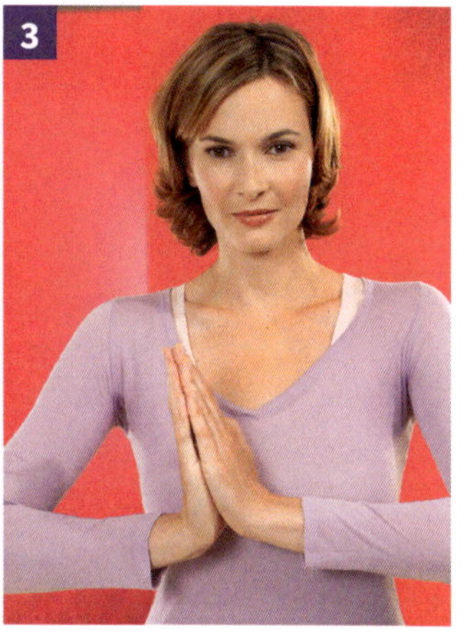

Hilfe bei überbeweglichen Handgelenken

- Wachen Sie nachts häufiger mit stark abgeknickten, schmerzenden Handgelenken auf? Dann bitten Sie Ihren Hausarzt oder Orthopäden, Ihnen eine Nachtlagerungsschiene zu verordnen. Diese ist auf der Beugeseite versteift, sodass das Handgelenk nachts nicht abknicken kann.
- Bandagieren Sie Ihre Handgelenke bei körperlich schweren Arbeiten mit einer elastischen Zugbinde. Wenn Sie häufig fest zupacken müssen, ist eine konfektionierte Bandage aus dem Sanitätshaus praktischer.
- Trainingstipps zur Kräftigung und Stabilisierung dieser Muskelpartie finden Sie auf Seite 126.

Der lange Kniestrecker

!

Bei Knorpelverschleiß an der Rückfläche der Kniescheibe müssen Sie diese Übung besonders achtsam dosieren.

Um ein optimales Ergebnis zu erzielen, ist es sinnvoll, vor der nachfolgenden Dehnungsübung die Positional-Release-Übungen für den Hüftbeuger und den Kniestrecker durchzuführen (siehe Seite 77 und 89). Dort können Sie auch die wichtigsten Fakten über den langen Kniestrecker nachlesen.

Den Kniestrecker dehnen

Als Hilfsmittel benötigen Sie ein kräftiges elastisches Gummiband, ersatzweise einen Schal oder ein Handtuch.

- Für die Dehnung des rechten Oberschenkels legen Sie sich auf die linke Seite. Das linke Bein ist in der Hüfte im 90-Grad-Winkel gebeugt, so verhindern Sie, dass Ihr Becken die Neutralposition verlässt. Wenn das Becken nach vorne kippt, werden die kleinen Wirbelgelenke am Übergang von Lendenwirbelsäule und Kreuzbein komprimiert (zusammengepresst). Dies passiert auch häufig, wenn vergleichbare Dehnungsübungen im Stehen durchgeführt werden.

1 • Für die Anspannungsphase bringen Sie den rechten Oberschenkel in die Verlängerung des Oberkörpers. Beugen Sie das Knie, bis Sie ein mäßiges Dehnungsgefühl an der Vorderseite des Oberschenkels wahrnehmen, maximal aber im rechten Winkel. Legen Sie das Gummiband schlaufenförmig um den Fußrücken. Versuchen Sie nun, das Knie gegen den Widerstand dieser Schlaufe zu strecken. Dosieren Sie Anspannung und Widerstand genau so, dass sie sich neutralisieren und keine Bewegung im Kniegelenk stattfindet. Halten Sie die Spannung 8 bis 10 Sekunden.

2 • Lassen Sie die Anspannung bewusst wieder los. Für die Dehnphase bewegen Sie nun das Hüftgelenk 3 bis 5 Grad weiter nach hinten in die Streckung und die Ferse 3 bis 5 cm weiter Richtung Gesäß (das Kniegelenk beugt sich weiter). Dafür dürfen Sie ein wenig an der Gummibandschlaufe ziehen. Halten Sie diese Position für 15 bis 20 Sekunden. Betonen Sie dabei das Ausatmen.

- Gehen Sie in dieser neuen Ausgangsposition nochmals in die Anspannung; der Fußrücken drückt dafür in die Schlaufe.
- Lösen Sie die Anspannung wieder bewusst. Versuchen Sie die Hüfte noch einmal 3 bis 5 Grad weiter zu strecken und das Kniegelenk weitere 3 bis 5 Grad zu beugen. Gehen Sie dabei auf keinen Fall über Ihre Schmerzgrenze hinaus. Versuchen Sie mit jedem Ausatmen, noch ein wenig mehr in die Dehnung hinein loszulassen.
- Wenn Sie Leistungssport betreiben und Ihre Hüften und Kniegelenke sehr beweglich sind, können Sie den Wechsel von Anspannung und Dehnung noch ein- oder zweimal wiederholen. Sonst legen Sie Ihr rechtes Bein parallel auf das linke ab und streichen mit Ihrer rechten Hand ein paar Mal kräftig den Oberschenkelmuskel entlang, um die Durchblutung anzuregen.
- Anschließend führen Sie die Übung noch einmal für den linken Oberschenkel durch.

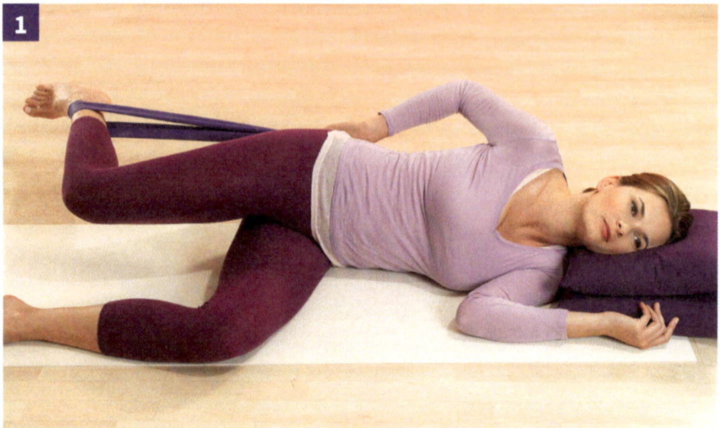

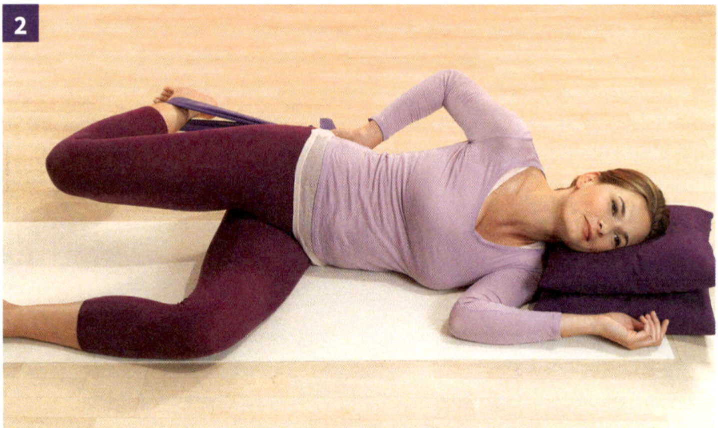

Ein guter Ausgleich

Wenn Sie beim Ballett und bei Sportarten wie Kickboxen oder Taekwondo das gestreckte Bein in der Hüfte stark beugen beziehungsweise das Bein bei gebeugter Hüfte schwungvoll strecken, wird der Kniestrecker besonders intensiv gefordert. Zum Ausgleich sollten Sie ihn regelmäßig mit dieser Übung entspannen und dehnen.

Die Beugemuskulatur des Kniegelenks

Es gibt eine ganze Gruppe von Muskeln (ischiocrurale Muskulatur) auf der Rückseite des Oberschenkels, die das Sitzbein (Ischium) mit dem Unterschenkel (Crus) verbinden. Von diesen Muskeln ziehen zwei zur inneren Seite des Unterschenkels, zwei zur äußeren Seite. Sie strecken das Hüftgelenk und beugen das Kniegelenk (siehe Seite 67).

Verspannungen in der ischiocruralen Muskulatur verursachen eher indirekte Probleme: Sind die Muskeln stark verkürzt, können Sie beim Vorbeugen das Becken schlecht nach vorne kippen und den Rücken nicht gerade halten. Wenn Sie beim Bücken den Rücken rund machen müssen, werden die Bandscheiben im Übergang von Lendenwirbelsäule und Kreuzbein mechanisch stärker beansprucht. Und auch die Knorpelflächen und die Menisken der Kniegelenke unterliegen einer stärkeren Belastung, wenn die knieumgreifende Muskulatur unter starker Spannung steht.

Die Übung für den Kniebeuger lässt sich perfekt mit der Übung für den Kniestrecker auf den vorangegangenen Seiten kombinieren.

So kommt es zu Verspannungen

Die häufigste Ursache für Probleme in der Beugemuskulatur des Knies ist eine überwiegend sitzende Lebensweise. Vor allem wenn Sie dazu neigen, die Fersen unter den Stuhl zu ziehen, verspannen und verkürzen sich die Muskeln. Strecken Sie also Ihre Beine bewusst immer wieder unter dem Tisch aus. Bei Menschen, die aufgrund eines Bandscheibenvorfalls an einer Nervenwurzelreizung leiden, kann es ebenfalls zu sehr ausgeprägten Verspannungen in den Kniebeugemuskeln kommen. Denn auf der Rückseite des Oberschenkels, in der Tiefe zwischen der seitlichen und der innen gelegenen Gruppe der ischiocruralen Muskulatur, verläuft der Ischias-Nerv (siehe Seite 84). Wenn Sie das gestreckte Bein im Hüftgelenk beugen, dehnen Sie zwangsläufig auch diesen Nerv. Ist die Nervenwurzel jedoch durch einen Bandscheibenvorfall eingeklemmt, ist die Dehnung extrem schmerzhaft. Daher baut der Körper reflektorisch eine Schutzspannung in den Muskeln auf, die eine Reizung des Nervs verhindert.

Auch nach Knieverletzungen mit längerer Ruhigstellung in leichter Beugung sind die Beuger oft stark verspannt und verkürzt.

Dehnen ja, aber richtig

Um den Verkürzungen der ischiocruralen Muskulatur entgegenzuwirken, quält sich so mancher Freizeitsportler über Jahre mit speziellen Dehnübungen – ohne sichtbaren Erfolg. Der entscheidende Grund dafür: Häufig wird eine zu extreme Ausgangsposition gewählt, wodurch schmerzreflektorisch eine Gegenspannung zur Dehnspannung aufgebaut wird. Sie können jedoch nur einen entspannten Muskel wirksam dehnen; sobald Sie Ihre Schmerzgrenze überschreiten, ist es mit der Entspannung vorbei. Dies gilt umso mehr, wenn die Verspannung nicht nur auf Bewegungsmangel, sondern auf eine Nervenwurzelreizung zurückzuführen ist. Auch für den Erfolg der im Anschluss beschriebenen Übung ist die Wahl einer angemessenen Ausgangsposition von entscheidender Bedeutung. Nur wenn Sie mit viel Gefühl an Ihrer Spannungsbarriere arbeiten, können Sie diese verschieben. Nehmen Sie sich also genug Zeit, um die Grenze der aktuellen Dehnfähigkeit herauszufinden; diese kann für das rechte und das linke Bein unterschiedlich sein.

Für den Test benötigen Sie die Unterstützung einer zweiten Person. Legen Sie sich auf den Rücken und platzieren Sie die Hände auf dem vorderen Darmbeinstachel – denjenigen Knochenvorsprung, der den Beckenkamm nach vorne abschließt (siehe auch S. 76). Nun hebt Ihr Übungspartner Ihre Ferse langsam in die Höhe, zuerst auf der rechten Seite, dann auf der linken; helfen Sie dabei nicht mit. Beobachten Sie, an welchem Punkt das Becken sich mitbewegt oder das Kniegelenk in die Beugung gehen möchte. Dies ist die muskuläre Barriere, an der Sie arbeiten müssen. Nicht selten ist die Grenze schon bei 30 bis 40 Grad Beugung erreicht.

Die Kniebeuger entspannen

Die folgende Dehnübung folgt dem Prinzip der sogenannten antagonistischen Hemmung: Wenn ein Muskel kräftig angespannt wird, wird sein Gegenspieler reflektorisch gehemmt. Wenn Sie also den Kniestrecker anspannen, ist der Kniebeuger besonders entspannungsbereit. Sie benötigen wie für die vorangegangene Übung ein kräftiges, elastisches Gummiband, einen Schal oder ein Handtuch. Wählen Sie dann je nach Testergebnis (siehe oben) die richtige Übungsvariante.

Ihr Hüftgelenk war weniger als 50 Grad gebeugt

- Erreicht das Hüftgelenk beim Heben des gestreckten Beins den 50-Grad-Winkel nicht, suchen Sie eine Auflagefläche für die Ferse. Lagern Sie das Bein so hoch, dass die Ferse 5 cm höher liegt als am Endpunkt des Tests und das Knie leicht gebeugt ist. Spannen Sie nun die Streckmuskulatur 8 bis 10 Sekunden aktiv an und versuchen Sie, die volle Streckung zu erreichen.
- Machen Sie einige Atemzüge Pause und wiederholen Sie die Anspannung zweimal. Nach einigen Tagen konsequenten Übens können Sie sich vermutlich eine höhere Auflagefläche suchen.

Der Hüftbeugewinkel betrug mehr als 50 Grad

1
- Bei einem Hüftbeugewinkel über 50 Grad fixieren Sie den Oberschenkel in der benötigten Ausgangsposition, indem Sie das Gummiband, das Handtuch oder den Schal als Schlaufe durch die Kniekehle führen. Gehen Sie ansonsten wie oben vor.

1
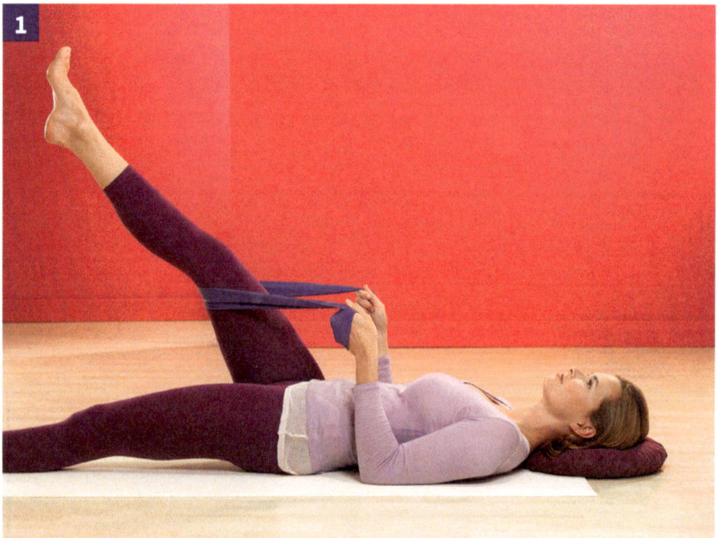

Kniebeuger-Partnerübung

Diese Übung ist sanft und effektiv und eignet sich deswegen hervorragend für Spannungsstörungen der ischiocruralen Muskulatur, die sich auf dem Hintergrund eines Bandscheibenvorfalls entwickelt haben. Aber auch nach intensiven sportlichen Belastungen lässt sich die Muskulatur so gut entkrampfen.

- Sie liegen wiederum auf dem Rücken und üben zunächst mit dem Bein, das stärker verspannt ist. Hüfte und Kniegelenk sind im rechten Winkel gebeugt. Ihr Partner kniet auf einem Bein und legt das Gewicht Ihres Unterschenkels auf seinem aufgestellten Bein ab.

1 • Um die mediale Gruppe der Kniebeuger zu entspannen, wird der Unterschenkel kräftig, aber ohne Gewalt nach innen gedreht. Der Partner fasst dazu den Unterschenkel am besten direkt unter dem Knie und umgreift zusätzlich die Ferse.

• Bleiben Sie 2 bis 3 Minuten in dieser Position.

2 • Anschließend wird der Unterschenkel kräftig nach außen gedreht. Nun kann sich die seitliche Gruppe der Kniebeuger perfekt entspannen.

• Wieder 2 bis 3 Minuten halten.

• Die Seite wechseln und das andere Bein entspannen.

Um sich von dem Erfolg der Übung zu überzeugen, machen Sie im Anschluss noch mal den Dehnfähigkeitstest von Seite 141. Das gestreckte Bein wird nun mühelos eine höhere Position erreichen.

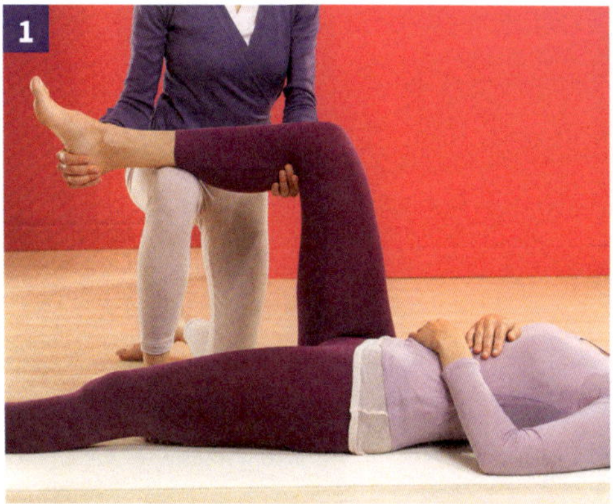

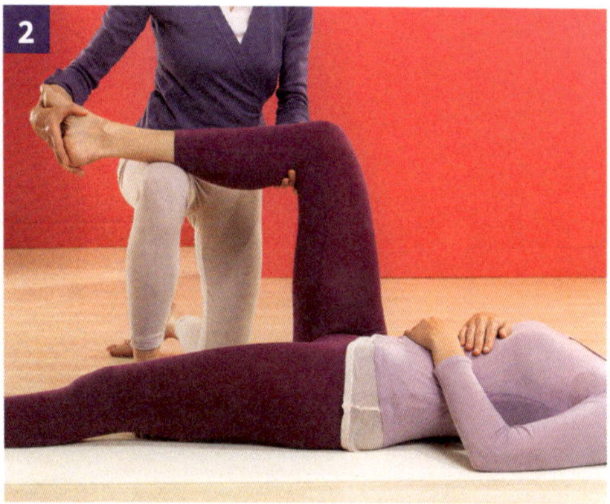

Der Wadenmuskel

Der Wadenmuskel (Musculus triceps surae) ist ein dreiköpfiger Muskel. Die beiden oberflächlichen, zweigelenkigen Köpfe (Musculus gastrocnemius) entspringen oberhalb des Knies und setzen über der Achillessehne am Fersenbein an. Sie können das Kniegelenk beugen und die Fußspitze nach unten bewegen. Der dritte Kopf (Musculus soleus) liegt flach unter dem anderen. Er verläuft eingelenkig von der Rückfläche des Schien- und Wadenbeins zur Ferse und hilft, sich beim Gehen und Laufen abzudrücken (siehe Seite 67).

Verspannungen dieser Muskeln äußern sich meist in Form belastungsabhängiger Schmerzen im Bereich der Ferse. Wenn die Verspannungen chronisch und der Muskel verkürzt ist, wird die Ferse beim Abrollen fast immer zu früh vom Boden gehoben. Zusätzlich erreicht die Ferse beim Abfedern von Sprüngen den Boden erst gar nicht. Dies belastet die Achillessehne stark; es kann zu Entzündungen kommen.

So kommt es zu Verspannungen

Die Verspannungen im Wadenmuskel haben ihre Ursache in unserer zivilisierten Lebensweise: Die meisten Menschen sitzen einfach zu viel und laufen zu wenig. Dazu kommen psychische Faktoren: Wer in einer Situation ausharren muss, die er eigentlich „zum Davonlaufen" findet, baut eine hohe Spannung in den Waden auf. Aber auch passionierte (Sport-)Läufer können Probleme mit den Wadenmuskeln entwickeln, vor allem, wenn sie sich überfordern.

Lange Wanderungen auf unebenem Untergrund ohne stabiles Schuhwerk – insbesondere Barfußlaufen in weichem Sand – fordern die Wadenmuskeln ebenfalls sehr intensiv und können bei Untrainierten sehr schnell zu akuten Beschwerden führen.

Neigen Sie zu Wadenkrämpfen?

- Auch wenn sich mit Laboruntersuchungen kein Mangel feststellen lässt, lässt bei manchen Menschen die Neigung zu Krämpfen nach, wenn sie Mineralstoffpräparate einnehmen (Kalzium und Magnesium).
- Nicht umsonst werden Erweiterungen der Venen im Volksmund als „Krampfadern" bezeichnet. Venenerkrankungen und die damit verbundenen Wassereinlagerungen im Gewebe verlängern den Transportweg von der Kapillare zur Muskelzelle, die Muskulatur wird schlechter mit Sauerstoff und Nährstoffen versorgt. Kompressionsstrümpfe helfen – vor allem wenn Sie den ganzen Tag stehen oder sitzen.
- Halten Sie Ihre Waden warm! Unterkühlung fördert die Entstehung von Triggerpunkten und damit die Krampfneigung.

Die Wadenmuskulatur dehnen

Sie benötigen für diese Übung ein großes Buch, je nach Dehnfähigkeit Ihrer Muskeln 5 bis 10 cm dick. Am Anfang ist es außerdem gut, wenn Sie sich an einem Türrahmen festhalten können.

- Sie stehen aufrecht und ohne Schuhe mit hüftbreit geöffneten Beinen auf dem Buch. Die Fußballen liegen auf dem Buch, die Fersen hängen frei über die Buchkante hinaus.

1 • In der Anspannungsphase heben Sie die Fersen, so hoch Sie können. Halten Sie die Spannung für 8 bis 10 Sekunden.

2 • Lassen Sie die Anspannung bewusst los. Für die Dehnphase geben Sie der Schwerkraft nach und senken die Ferse über die Buchkante ab, bis sie den Boden erreichen und Ihr Körpergewicht an den Boden abgeben können. Wenn dies nicht gelingt, nehmen Sie einen neuen Anlauf mit einem dünneren Buch. Denn nur wenn der Muskel keine Haltearbeit leisten muss, können Sie ihn wirksam dehnen. Halten Sie diese Position für 15 bis 20 Sekunden. Betonen Sie während dieser Zeit das Ausatmen.

- Wiederholen Sie den Wechsel von Anspannung, Entspannung und Dehnung 3- bis 5-mal.

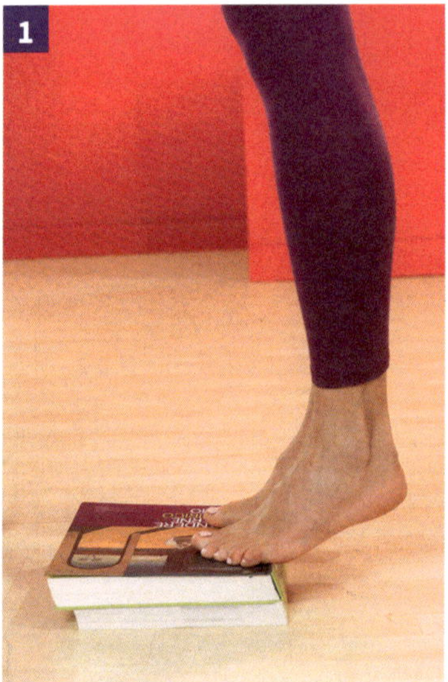

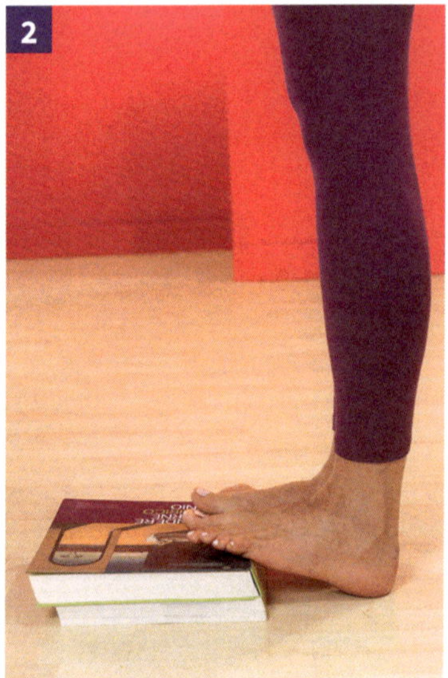

Wenn Sie in die Fersenhocke gehen können, ohne dass sich Ihre Fersen vom Boden lösen und/oder Sie umfallen, sind Ihre Wadenmuskeln gut in Form.

Wadenmuskeln-Partnerübung

Auch für die Wadenmuskeln gibt es eine Entspannungstechnik nach dem Strain-und-Counterstrain-Prinzip, die gut mit einem Partner durchgeführt werden kann.

- Ausgangslage ist die Bauchlage. Wenn eine Seite verspannter ist, beginnen Sie dort: Das Kniegelenk wird im rechten Winkel gebeugt. Wenn dies eine starke Dehnspannung an der Oberschenkelvorderseite erzeugt, sollten Sie zunächst einmal eine

Entspannungsübung für den Kniestrecker durchführen (siehe Seite 89).

1 • Ihr Partner kniet auf Kniehöhe neben Ihren Beinen auf dem Boden. Mit einer Hand umfasst er Ihre Ferse, mit der zweiten den Fußrücken. Der Fuß wird kräftig, aber ohne Gewalt in eine „Spitzentanz"-Position gestreckt (medizinisch: Plantarflexion).
- Halten Sie diese Position 2 bis 3 Minuten.
- Wechseln Sie dann die Seite.

Frauen, die immer Schuhe mit höheren Absätzen tragen, leiden besonders oft unter Verspannungen in der Wadenmuskulatur. Sie sollten zum Ausgleich so oft wie möglich flache Schuhe tragen und zudem zu Hause barfuß laufen.

1

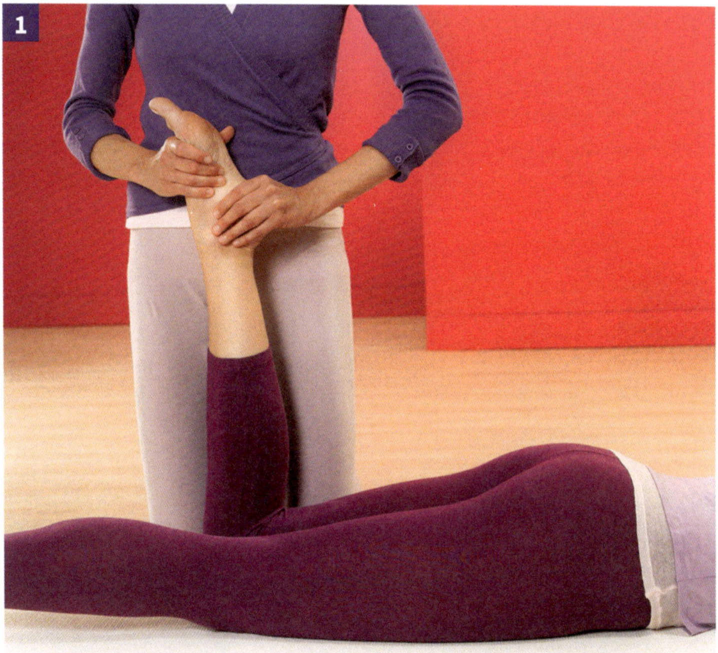

Gesunde Füße, schmerzfreie Muskeln

Chronische Verspannungen und wiederkehrende Triggerpunkte in den Wadenmuskeln haben ihre Ursache nicht selten in Störungen der Statik von Füßen und Zehen oder in Bewegungseinschränkungen des Sprunggelenks. Schließlich führt jede Abweichung von der Idealform – sei es ein Knick-Senk-Spreiz-Fuß oder eine Achsabweichung des Großzehs in Richtung des kleinen Zehs (auch Hallux valgus genannt) – zu Veränderungen im Abrollvorgang und damit zu einer Fehlbelastung der Muskulatur.

Frühe „Schule“

Immer mehr Menschen leiden heute unter solchen Problemen. Denn der Fuß kann sich nur dann gesund entwickeln, wenn wir als Kinder reichlich Gelegenheit haben, barfuß auf unebenem Untergrund zu laufen, zu klettern, über Baustämme zu balancieren, die Füße als Greiforgan einzusetzen und vieles andere mehr. Und genau das wird in der modernen Welt immer schwieriger.

Hilfe vom Fachmann

Leichtgradige Störungen lassen sich zum Glück durch aktive Übungen wirksam wieder korrigieren. Literaturempfehlungen zu geeigneten Trainingskonzepten finden Sie auf Seite 163. Wenn Sie jedoch unter einer ausgeprägteren Fehlstatik leiden oder Ihre Füße sportlich intensiv beanspruchen, sollten Sie sich Einlagen anfertigen lassen. Suchen Sie sich dazu einen Orthopädieschuhtechniker, der nicht nur statische Abdrücke anfertigt, sondern auch die Druckverhältnisse während des Abrollvorgangs messen und analysieren kann; wenn Sie regelmäßig joggen, wird die Diagnostik optimalerweise durch eine Video-Laufbandanalyse ergänzt. Die Einlagen müssen auf die Schuhe abgestimmt werden, um ein optimales Ergebnis zu erzielen. Lassen Sie sich dahingehend ebenfalls vom Fachmann beraten.

Gepflegte Füße

Auch Hühneraugen, Dornwarzen oder Hornhautschwielen können zu Ausweichbewegungen beim Gehen und damit zu Muskelbeschwerden führen. Suchen Sie in diesem Fall Hilfe bei einem Hautarzt oder gönnen Sie sich eine professionelle Fußpflege. Starke Schwielen im Bereich der Zehengrundgelenke des zweiten und dritten Zehs weisen auf ein durchgetretenes Quergewölbe hin. Eine Einlage ist auch in diesem Fall sehr zu empfehlen.

DEHNLAGERUNGEN UND WEICHE BEWEGUNGEN

In den seltensten Fällen arbeitet bei den alltäglichen Bewegungen ein einziger Muskel allein. Vielmehr ist es fast immer eine ganze Gruppe, die in Aktion treten muss, wenn wir aktiv werden. Dementsprechend können nicht nur einzelne Muskeln verspannen, sondern auch ganze Körperregionen. Auf den folgenden Seiten lernen Sie deshalb noch ein paar Übungen für diejenigen Partien Ihres Körpers kennen, die erfahrungsgemäß besonders anfällig für schmerzhafte Beschwerden sind.

Die Schwerkraft zur Hilfe nehmen

Die Haltungsfehler, die am häufigsten zu muskulären Überlastungssymptomen führen, sind ein verstärktes Hohlkreuz und ein Rundrücken. Mit sogenannten Dehnlagerungen können Sie die daraus resultierenden Beschwerden zu Hause kurzfristig lindern – und langfristig sogar Ihre Haltung sowie die Beweglichkeit Ihrer Wirbelsäule verbessern.

Für die entsprechenden Übungen benötigen Sie etwas Zeit und Ruhe, sie eignen sich daher gut, um nach einem anstrengenden Arbeitstag abzuschalten oder als Entspannung vor dem Zubettgehen. Wenn Sie die beschriebene Position eingenommen haben, müssen Sie nichts mehr tun und an nichts mehr denken, sondern nur noch tief atmen. Und dafür kann man gar nicht zu müde und erschöpft sein.

Achtung!
Leiden Sie unter einem Gleitwirbel? Gleitet also ein Wirbel über dem darunter gelegenen nach vorne oder hinten, weil die Bänder gelockert oder die Wirbelbögen nicht intakt sind? (Eine Diagnose, die nur vom Arzt per Röntgenbild gestellt werden kann.) Wurde Ihre Wirbelsäule schon einmal verletzt? Dann sollten Sie die folgenden Übungen und Dehnlagerungen nur in Rücksprache mit Ihrem behandelnden Arzt oder Therapeuten durchführen.

Mit weichen Bewegungen Spannungen lösen

Kleine fließende Bewegungen eignen sich besonders gut, um schmerzhafte Verspannungen in den sogenannten Übergangsregionen zu lösen, die mechanisch tagein, tagaus besonders intensiv beansprucht werden:

- der Übergang von Lendenwirbelsäule und Becken,
- der Übergang von Halswirbelsäule und Brustkorb sowie
- das Kopfgelenk, wo der Schädel in den Gelenkflächen des obersten Wirbels wie ein Ei in einem Eierbecher ruht.

In der medizinischen Fachsprache werden diese Übungen auch als Automobilisation bezeichnet, was so viel bedeutet wie „sich selbst beweglich machen". Sie entfalten ihre heilsame Wirkung nur dann in vollem Umfang, wenn Sie sie nicht rein mechanisch ausführen, sondern beim Üben ganz bewusst in sich hineinfühlen – am besten mit geschlossenen Augen. Versuchen Sie, alle Spannungen in den angesprochenen Muskelpartien wahrzunehmen, die verhindern, dass die weiche Fließbewegung richtig rund wird. Was Sie spüren, können Sie auch ändern.

Die kleinen Bewegungen eignen sich – wenn Sie ausreichend damit vertraut sind – übrigens auch sehr gut als Lockerungshilfe für kurze Pausen im Büroalltag.

Den Rücken lang machen

Diese Übung ist eine besondere Wohltat, wenn Sie viel und schwer heben müssen oder unter Verschleißerscheinungen der kleinen Wirbelgelenke leiden.

!

Kombinieren Sie diese Übung mit den Pressure-Release-Übungen für die Rückenstrecker (Seite 120).

Die Lendenwirbelsäule entlasten

Sie benötigen ein 10 bis 15 cm dickes, festes Kissen (ersatzweise rollen Sie eine dicke Decke auf) und bei Bedarf ein kleines Kopfkissen.

- Legen Sie sich auf den Rücken. Verwenden Sie falls nötig das Kopfkissen, um ganz entspannt zu liegen.
- Ziehen Sie die Beine zum Körper. Lassen Sie dabei genug Raum zwischen den Beinen, damit Sie gut in den Bauch atmen können.

1 • Fassen Sie mit den Armen um die Knie oder in die Kniekehlen. Betonen Sie das Ausatmen und spüren Sie, wie sich die Muskeln an der Rückseite von Gesäß und Oberschenkeln langsam lösen und die Beine immer näher zum Körper kommen.

2 • Strecken Sie kurz die Unterschenkel aus, um das Gewicht zu verlagern. Heben Sie das Becken und ziehen Sie das feste Kissen darunter. Legen Sie nun das Becken darauf ab. Spüren Sie die sanfte Dehnung der Lendenwirbelsäule. Bleiben Sie 3 bis 5 Minuten liegen. Lassen Sie mit jedem Ausatmen noch mehr los.

- Entfernen Sie das Polster, die Beine bleiben dabei noch in ihrer Position. Dann stellen Sie die Beine langsam auf. Nach weiteren 2 bis 3 Minuten strecken Sie die Beine wieder aus.

1

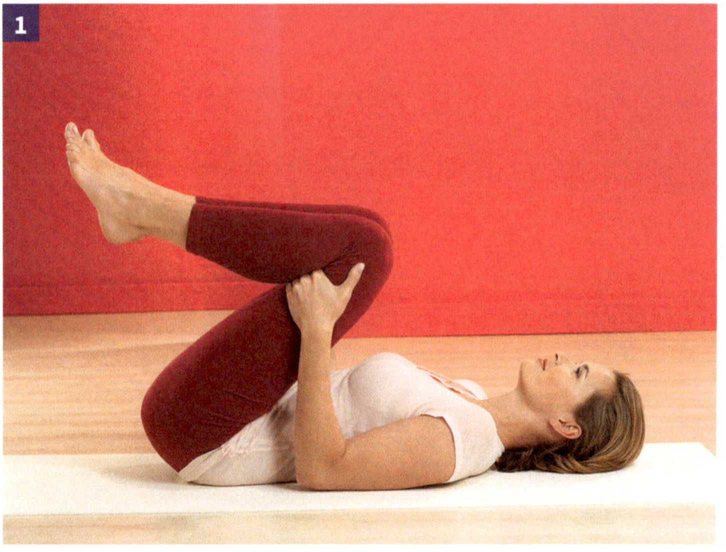

2

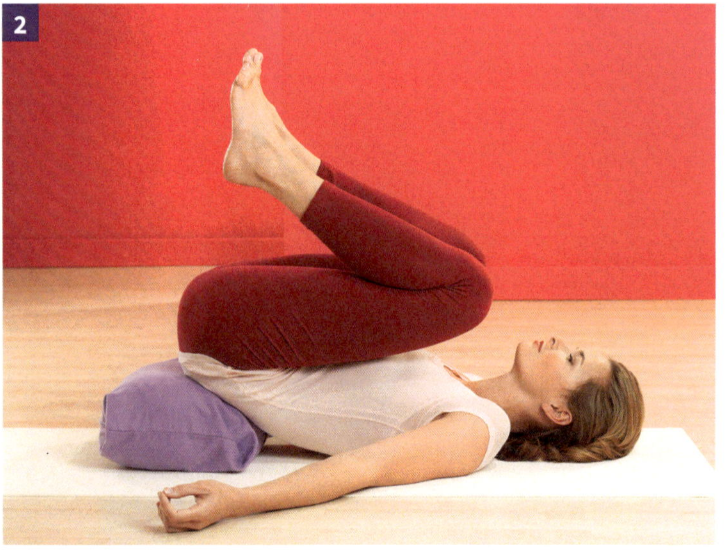

Bleiben Sie wendig

Die größte Drehfähigkeit besitzt die Wirbelsäule am Übergang von der Brust- in die Lendenwirbelsäule. Die Beweglichkeit in dieser Region wird stark durch das Zwerchfell beeinflusst; eine Entspannungsübung für diesen Muskel finden Sie auf Seite 110.

Die Drehfähigkeit verbessern

1 • Sie befinden sich in der Rückenlage. Ziehen Sie die Beine zum Körper. Lassen Sie dabei genug Raum zwischen den Beinen, damit Sie gut in den Bauch atmen können. Umfassen Sie die Beine mit den Armen und rollen Sie auf Ihre linke Seite.

2 • Mit dem linken Arm halten Sie die Beine möglichst nahe am Körper. Die rechte Schulter öffnet sich in die Drehung, den rechten Arm legen Sie leicht vom Körper abgespreizt auf dem Boden ab. Atmen Sie tief in die gedehnte rechte Seite und versuchen Sie, mit jedem Ausatmen noch etwas weiter in die Drehung zu sinken. Bleiben Sie etwa 3 Minuten so liegen.

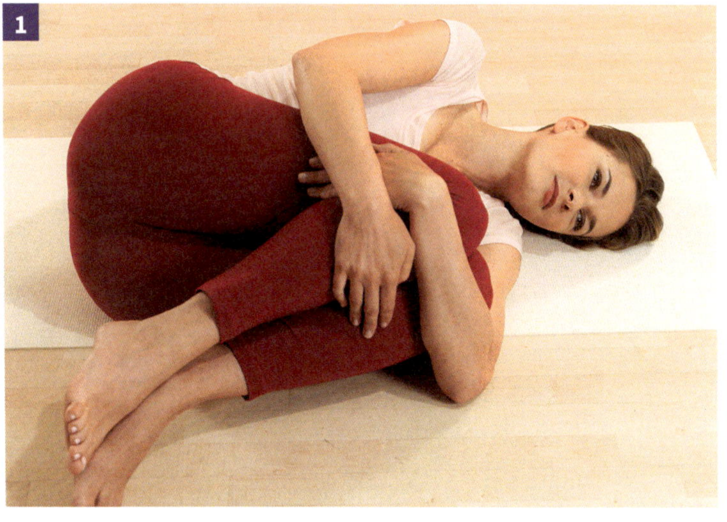

- Um die Seite zu wechseln, kehren Sie zunächst in die Seitenlage zurück. Drücken Sie sich dann mit dem linken Ellbogen gegen den Boden ab und rollen Sie auf die rechte Seite. Von dort aus öffnet sich der Oberkörper in die Drehung nach links. Gönnen Sie auch der zweiten Seite etwa 3 Minuten zum Lösen.
- Lösen Sie sich schrittweise aus der Übung und kehren Sie wie beim Seitenwechsel beschrieben in die Mitte zurück; die Beine bleiben dabei zunächst noch angezogen. Stellen Sie sie dann langsam auf. Nach weiteren 2 bis 3 Minuten strecken Sie die Beine wieder aus.

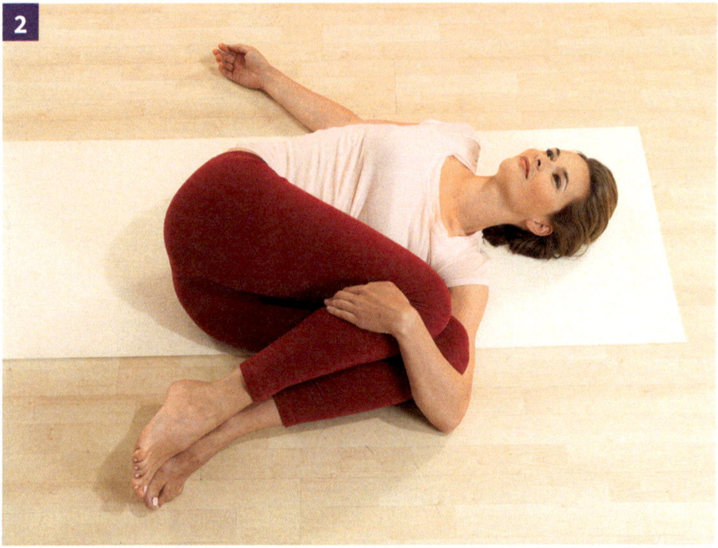

Die Flügel ausbreiten

Diese Dehnübung ist noch genussvoller, wenn Sie zuvor die seitlichen Stabilisatoren der Wirbelsäule entspannen. Die Anleitung dafür finden Sie auf den Seiten 79 f.

Die Diagonalen öffnen

- Sie liegen mit gestreckten Beinen auf der linken Seite. Strecken Sie den linken Arm in Verlängerung des Rumpfes aus; der rechte liegt am Körper an. Suchen Sie zunächst in dieser leicht instabilen Lage die Balance. Fließen Sie weich zum Boden hin.
- Strecken Sie dann auch den rechten Arm über den Kopf aus. Intensivieren Sie die Dehnung der oberen Seite, indem Sie tief in die unteren Rippen hinein atmen.

1

- Bringen Sie nun das rechte Bein vor dem linken zum Boden und öffnen Sie die rechte Schulter nach hinten. Halten Sie die Position 3 Minuten. Atmen Sie bewusst in die gedehnte Seite.

1

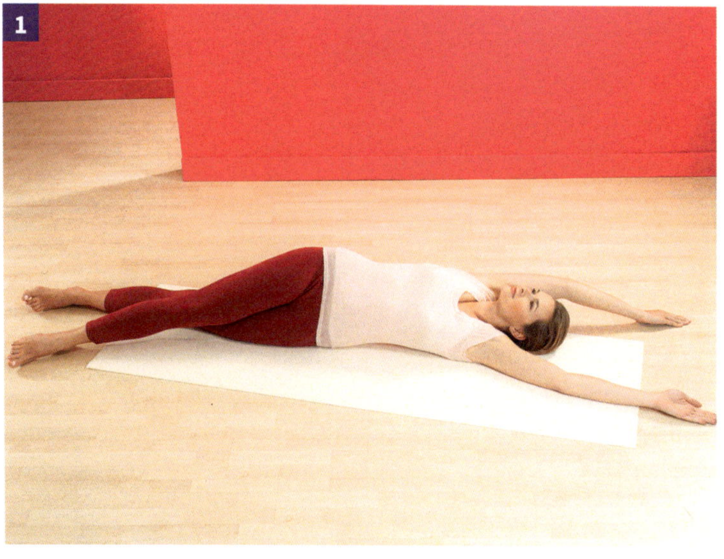

2
- Wechseln Sie anschließend in die andere Diagonale: Nun liegt der rechte Arm vor dem linken, das rechte Bein hinter dem linken. Bleiben Sie wieder 3 Minuten in dieser Position. Lassen Sie dabei die Seite mit jedem Atemzug ein wenig länger werden.
- Drehen Sie sich in die Bauchlage und spüren Sie 1 bis 2 Minuten nach. Dann drehen Sie sich auf die andere Seite und wiederholen die beschriebene Abfolge.

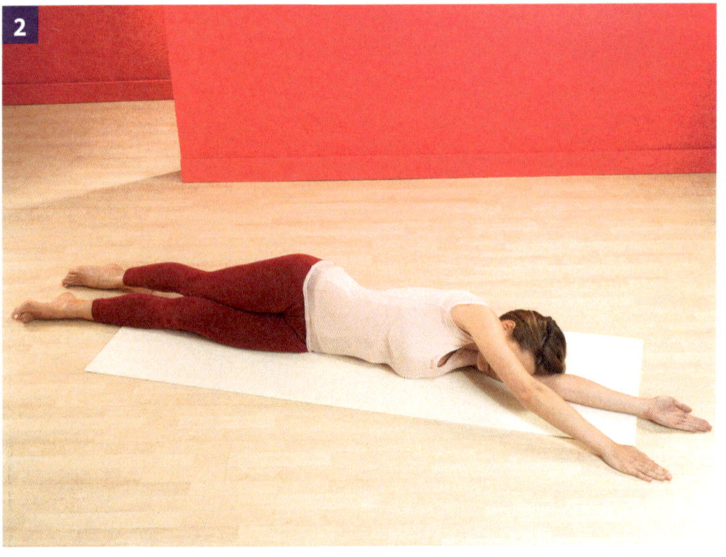

Aufrecht durchs Leben gehen

Wenn Sie hocherhobenen Hauptes durch das Leben gehen können, sieht die Welt gleich ganz anders aus. Diese Übung wird daher nicht nur Ihre Haltung verbessern, sondern sich auch positiv auf Ihr ganzes Lebensgefühl auswirken.

Den Brustkorb öffnen

Für diese Übung brauchen Sie ein mittelgroßes aufgerolltes Handtuch und eventuell ein kleines Kopfkissen.

- Legen Sie sich auf den Rücken. Stellen Sie die Beine auf und lehnen Sie die Knie aneinander, damit die Lendenwirbelsäule möglichst flach auf dem Boden liegt. Schieben Sie bei Bedarf das kleine Kissen unter den Kopf.
- 1 Platzieren Sie die Handtuchrolle knapp unterhalb der Schulterblätter unter der mittleren Brustwirbelsäule. Breiten Sie die Arme so weit nach rechts und links aus, wie es Ihnen angenehm ist. Im Idealfall liegen Sie im rechten Winkel zum Körper.
- Atmen Sie bewusst 3 bis 5 Minuten tief in den oberen Brustkorb und verstärken Sie so die Dehnung der Brustmuskeln. Versuchen Sie, mit jedem Ausatmen den oberen Brustkorb und die Schultern noch mehr Richtung Boden sinken zu lassen.
- Drehen Sie sich auf die Seite, entfernen Sie das Handtuch, kehren Sie in die Rückenlage zurück und spüren Sie 1 bis 2 Minuten mit ausgestreckten Beinen nach.

1

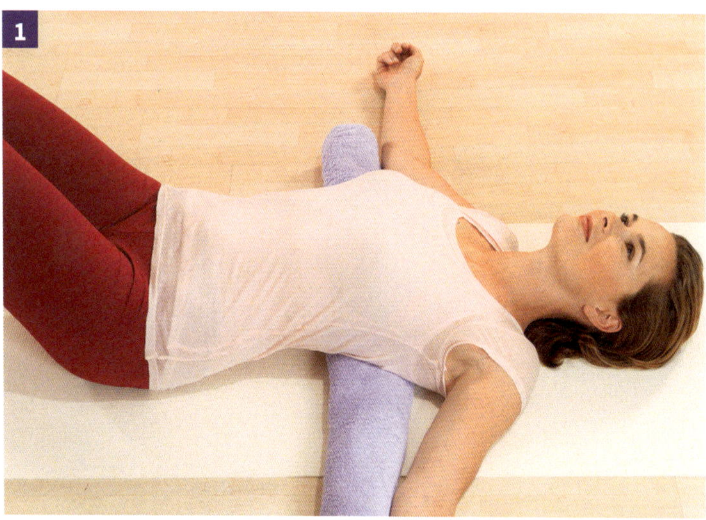

Weiche Bewegungen für das Kreuz

Diese Übung ist eine Wohltat, wenn Sie oft lange sitzen oder stehen müssen. Wer die Übung beherrscht, kann sie auch im Sitzen ausprobieren. Das ist zwar nicht ganz so entspannend, lockert den monotonen Schreibtischalltag aber doch sinnvoll auf.

Ein beweglicher Rücken

Legen Sie für diese Übung ein kleines Kopfkissen bereit.

- Sie liegen auf dem Rücken, bei Bedarf schieben Sie das Kissen unter den Kopf. Stellen Sie die Füße hüftbreit geöffnet auf.
- 1 Beim Ausatmen machen Sie den Bauch flach und kippen das Becken so weit nach hinten, bis die Lendenwirbelsäule flach auf dem Boden liegt; das Steißbein rollt dabei in die Höhe.
- 2 Beim Einatmen lösen Sie die Bauchdecke: Das Zwerchfell schiebt die Eingeweide nach unten, das Becken rollt Richtung Steißbein, die natürliche Lordose (S-Krümmung) der Lendenwirbelsäule wird leicht betont.
- Schaukeln Sie 3 bis 5 Minuten im eigenen Atemrhythmus weiter – ganz sanft, langsam und regelmäßig.
- Lassen Sie die Beine zum Boden gleiten; spüren Sie kurz nach.

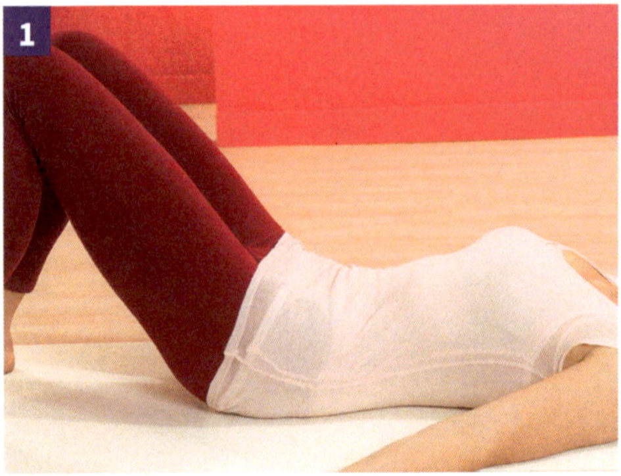

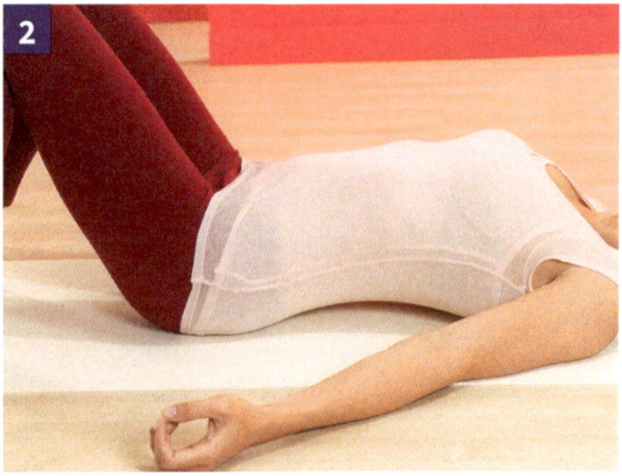

Weiche Bewegungen für den Nacken

Die Beweglichkeit des Nackens ist nur dann optimal, wenn sich die obersten vier Brustwirbel beim Drehen des Kopfes mitbewegen. Aufgrund typischer Fehlhaltungen – beispielsweise durch einen Rundrücken und vorgezogene Schultern – wird diese Übergangsregion jedoch häufig steif. Ist das über längere Zeit der Fall, dann treten Verschleißerscheinungen der Bandscheiben im Bereich der unteren Halswirbelsäule auf. Lassen Sie es gar nicht erst so weit kommen!

Ein beweglicher Nacken

Für diese Übung benötigen Sie einen stabilen Stuhl ohne Armlehnen.

- Setzen Sie sich aufrecht und breitbeinig auf die Vorderkante des Stuhls. Überkreuzen Sie die Arme locker vor der Brust. Fixieren Sie mit beiden Augen einen Gegenstand vor Ihnen. Halten Sie den Kopf ganz gerade.

1 • Bewegen Sie 1 bis 2 Minuten lang Oberkörper und Schultern mit
2 kleinen gleichmäßigen Drehbewegungen abwechselnd nach rechts und links, ohne dass sich Kopf oder Becken mitbewegen. Anfangs hilft es, vor einem Spiegel zu üben.

Variante

- Stellen Sie sich vor, ein Kajakpaddel würde rechts und links in Verlängerung Ihrer Schultern aus Ihrem Körper ragen.

3 • Paddeln Sie damit vorwärts und rückwärts. Keine Hektik: Nur
4 gleichmäßige Bewegungen bringen die gewünschte Entspannung.

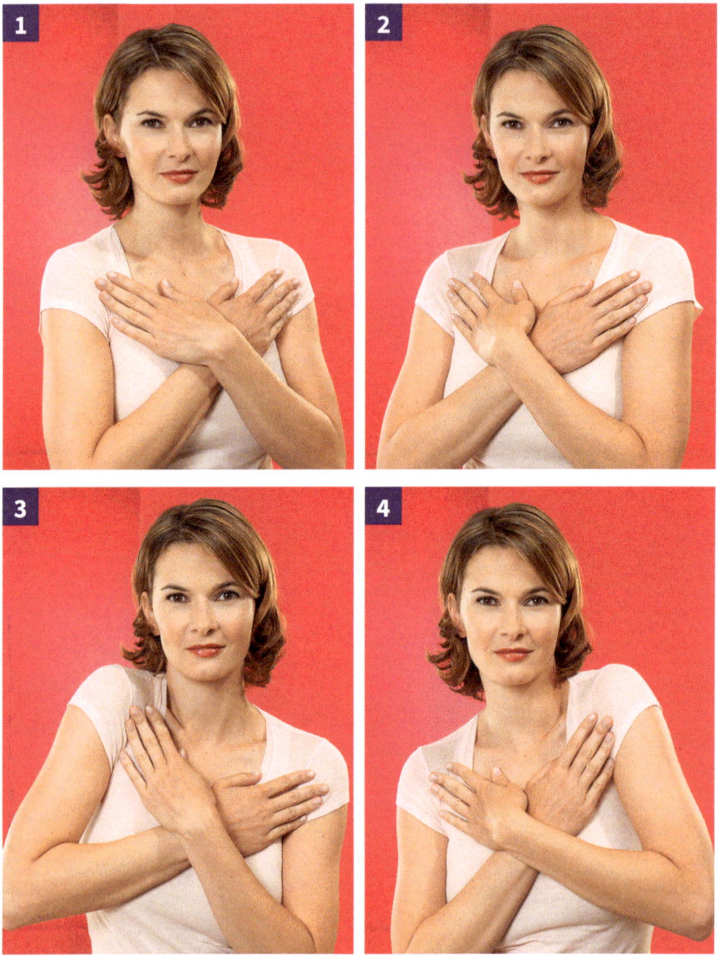
1
2
3
4

Weiche Bewegungen für den Kopf

Diese Übung ist als kurze Pausenentspannung bei der Bildschirmarbeit eine echte Wohltat. Auch wenn Sie den Kopf länger in einer unbequemen Position stillhalten mussten (zum Beispiel beim Zahnarzt), wird sie Ihnen gut tun. In einer aufrechten Position ruht der Schädel in den Gelenkflächen des obersten Halswirbels wie ein Ei in einem Eierbecher. Nur dieses sogenannte „Kopfgelenk“ soll mit der folgenden Bewegung angesprochen werden.

Ein beweglicher Kopf

Als Hilfsmittel für diese Übung benötigen Sie noch einmal einen stabilen Stuhl ohne Armlehnen.

- Setzen Sie sich breitbeinig und so aufrecht wie möglich auf die Vorderkante des Stuhls. Die Hände ruhen im Schoß.
- Stellen Sie sich vor, Sie würden mit Ihrem Kopf ein Kajakpaddel steuern, das rechts und links in Höhe Ihrer Ohren aus dem Kopf herausragt. Paddeln Sie zunächst vorwärts. Fangen Sie ganz langsam und mit kleinen, symmetrischen Kreisen an. Sie können anfangs Ihre Hände von rechts und links wie eine Manschette um die Halswirbelsäule legen, um zu kontrollieren, ob Sie wirklich nur den Kopf bewegen.
- Wenn Sie das Vorwärtspaddeln nach 2 bis 3 Minuten gut beherrschen, können Sie auch noch den Rückwärtsgang einlegen.

SCHÖN BEWEGLICH

Keine Angst, wenn es zunächst knackt und knirscht. Solange Sie keine Schmerzen haben und Ihnen nicht schwindelig wird, können Sie bedenkenlos weiterüben. Sie werden schnell merken, wie flüssig Ihre Gelenke und Muskeln dadurch wieder gleiten.

Weiche Bewegungen für den Kiefer

Auf Seite 125 haben Sie eine Pressure-Release-Technik für den Musculus masseter kennengelernt. Es gibt jedoch tief gelegene Kaumuskeln, die so einer Druckpunktmassage nicht zugänglich sind. Diese Muskeln können Sie mit folgender Übung lockern.

Ein bewegliches Kiefergelenk

- Lösen Sie die Zahnreihen voneinander und öffnen Sie die Lippen einen Spaltbreit. Schieben Sie langsam den Unterkiefer nach vorne, bis die unteren Schneidezähne 2 bis 3 Millimeter vor den oberen angekommen sind. Gehen Sie genauso vorsichtig wieder in die Ausgangsposition zurück. 5-mal.
- Schieben Sie nun den Unterkiefer langsam und kontrolliert je 5-mal abwechselnd nach rechts und nach links. Wenn Sie den Impuls spüren zu gähnen, öffnen Sie den Mund aus der Mitte.
- Wenn bei den geraden Bewegungen nichts schmerzt und knackt, kombinieren Sie sie und bewegen so den Unterkiefer im Kreis: 5-mal im Uhrzeigersinn, 5-mal dagegen.

Wenn Sie unter chronischen Verspannungen in der Kaumuskulatur leiden, kann eine Aufbiss-Schiene hilfreich sein. Sprechen Sie mit Ihrem Zahnarzt.

ANHANG

Bücher, die weiterhelfen

Alman, Brain M. und Lambrou, Peter T.: Selbsthypnose: Ein Handbuch zur Selbsttherapie; Carl Auer Verlag GmbH, Heidelberg

Bohne, Dr. med. Michael: Feng Shui gegen das Gerümpel im Kopf: Blockaden lösen mit Energetischer Psychologie; Rowohlt Taschenbuch, Berlin

Davies, Clair: Arbeitsbuch Triggerpunkt-Therapie: Die bewährte Methode zur Minderung von Muskelschmerzen; Junfermannsche Verlagsbuchhandlung GmbH & Co. KG, Paderborn

Damasio, Prof. Antonio R.: Descartes' Irrtum. Fühlen, Denken und das menschliche Gehirn; List Taschenbuch Verlag, Berlin

Ekman, Dr. Paul: Gefühle lesen: Wie Sie Emotionen erkennen und richtig interpretieren; Spektrum Akademischer Verlag, Hamburg

Fischer, Dr. med. Ellen: Endlich frei von Nackenschmerzen; Gräfe und Unzer Verlag, München

Franklin, Eric: Beckenboden-Power: Das dynamische Training für sie und ihn; Kösel Verlag, München

Hanna, Thomas: Beweglich sein ein Leben lang: Die heilsame Wirkung körperlicher Bewusstheit; Kösel Verlag, München

Jones, Dr. Lawrence H.: Strain-Counterstrain: Osteopathische Behandlung der Tenderpoints; Urban & Fischer Verlag, München

Kabat-Zinn, John: Stressbewältigung durch die Praxis der Achtsamkeit (Audiobook); Arbor Verlag GmbH, Freiburg

Larsen, Dr. med. Christian: Gut zu Fuß ein Leben lang; Trias Verlag, Stuttgart

Larsen, Dr. med. Christian: Spiraldynamik von Kopf bis Fuß – die Box (10 Bände mit Übungs-DVDs); Trias Verlag, Stuttgart

Levine, Dr. Peter A.: Vom Schmerz befreit: Entdecken Sie die Kraft Ihres Körpers, Schmerzen zu überwinden (mit 15 Übungen auf CD); Kösel Verlag, München

Lewit, Prof. Karel: Manuelle Medizin bei Funktionsstörungen des Bewegungsapparates; Karl F. Haug Fachbuchverlag, Stuttgart

Müller, Divo G.: Bodybliss – Das Glück im Körper finden: Sinnliches Bewegungstraining für Frauen; Kösel Verlag, München

Travell, Dr. Janet G. und Simons, Dr. David G.: Handbuch der Muskeltriggerpunkte; Urban & Fischer Verlag, München

Siegel, Dr. Daniel: Mindsight – Die neue Wissenschaft der persönlichen Transformation; Goldmann Verlag, München

Storch, Dr. Maja et al: Embodiment: Die Wechselwirkungen von Körper und Psyche verstehen und nutzen; Huber Verlag, Bern

Weiselfish-Giammatteo, Dr. Sharon: Integrative Manual Therapy for the Upper and Lower Extremities, Integrative Manual Therapy for the Autonomic Nervous System and Related Disorders; North Atlantic Books, Berkeley

Adressen, die weiterhelfen

Dr. med. Ellen Fischer
Drächslstraße 14
81541 München
www.dr-ellen-fischer.de

Berufsverband der Rehabilitationsärzte e. V.
Messering 8, Haus F
01067 Dresden
www.bvprm.de
Infos zum Thema Rehabilitation; Links zu Therapieleitlinien

Milton H. Erickson Gesellschaft für Klinische Hypnose
Waisenhausstraße 55
80637 München
www.meg-hypnose.de
Ausbildungsinstitut für Ärzte und Psychologen; Therapeutensuche

EMDR-Institut Deutschland
Dolmanstraße 86 b
51427 Bergisch Gladbach
www.emdr-institut.de
Ausbildungsinstitut für Trauma-Therapie; Therapeutensuche

Deutsche Schmerzgesellschaft e. V. (DGSS)
Alt-Moabit 101 b
10559 Berlin
www.dgss.org
Größte wissenschaftliche Schmerzgesellschaft Europas

Deutsche Gesellschaft für Schmerzmedizin e. V.
Lenné-Straße 9
10785 Berlin
www.dgschmerztherapie.de
Fortbildungsangebote und Informationen für Betroffene

Deutsche Gesellschaft für Biofeedback e. V.
c/o Dipl. Psych. Lothar Niepoth
Steinsdorfstraße 5
80538 München
www.dgbfb.de
Alles über Biofeedback; Therapeutensuche

Verband der Osthopathen Deutschland e. V. (VOD e.V.)
Untere Albrechtstraße 15
65185 Wiesbaden
www.osteopathie.de
Infos rund um die Osteopathie; Therapeutensuche

Österreichische Gesellschaft für Osteopathie
Vinzenzgasse 13/10
A-1180 Wien
www.oego.org
Infos rund um die Osteopathie; Therapeutensuche

Praxis Dr. Eugen Rasev
Gartenstraße 12
97422 Schweinfurt
www.institut-rasev.de
Kurse für sensomotorische posturale Therapie

Spiraldynamik Holding AG
Südstraße 113
CH-8008 Zürich
www.spiraldynamik.com
Ausführliche Informationen zur Methode der Spiraldynamik

CT School of Integrative Manual Therapy
12 North Main Street, Suite 30
06107 West Hartford, USA
www.IMTWellnessCenter.com
Ausbildungsinstitut für IMT

Übungsregister

Mit kleinen Schritten zur großen Veränderung!

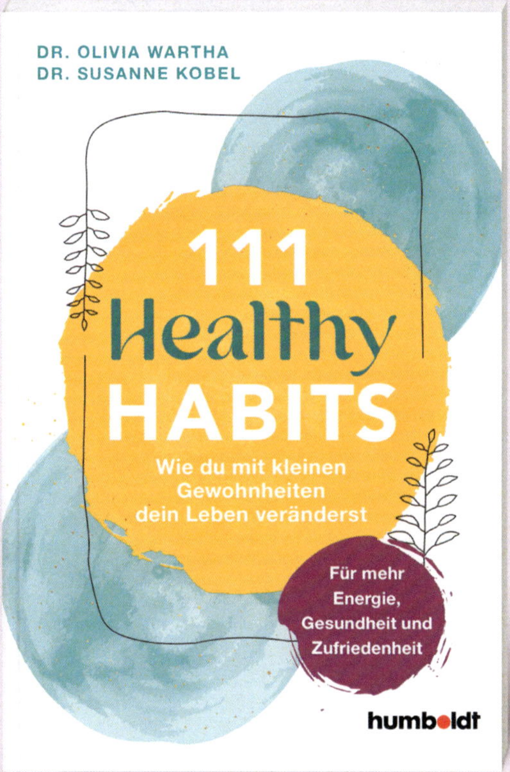

- 111 Mikro-Rituale für mehr Lebensfreude, Zufriedenheit, gesunde Ernährung, Bewegung, Entspannung, guten Schlaf, Ordnung und für eine gute Work-Life-Balance
- Für gesundheitsbewusste Menschen, die Unterstützung in der Umsetzung eines psychisch und körperlich gesunden Lebensstils suchen

Stand 2024. Änderungen vorbehalten.

Dr. Olivia Wartha, Dr. Susanne Kobel

111 Healthy Habits

216 Seiten
14,5 x 21,5 cm, Softcover
ISBN 978-3-8426-4271-3
€ 22,00 [D] · € 22,70 [A]

Der Ratgeber ist auch als eBook erhältlich.

humboldt
...bringt es auf den Punkt.

Bibliografische Information der Deutschen Nationalbibliothek
Die Deutsche Nationalbibliothek verzeichnet diese Publikation in der deutschen Nationalbibliografie; detaillierte bibliografische Daten sind im Internet über https://dnb.de abrufbar.

ISBN 978-3-86910-326-6 (Print)
ISBN 978-3-86910-354-9 (PDF)
ISBN 978-3-86910-355-6 (EPUB)

Fotos:
Titelmotiv: Getty Images/Yuri_Arcurs
Übungsfotos: Tom Roch, München
Fotolia.com: designua: 11; theartofphoto: 66-69; stockshoppe: 114
Die Feder: 23

2. Auflage

Schlütersche Verlagsgesellschaft mbH & Co. KG
Hans-Böckler-Allee 7, 30173 Hannover
www.schluetersche.de
www.humboldt.de

Lektorat: Annette Gillich-Beltz, Essen
Layout: Groothuis, Lohfert, Consorten, Hamburg
Covergestaltung: semper smile Werbeagentur GmbH, München
Satz: Die Feder · Werbeagentur GmbH, Wetzlar
Druck und Bindung: Salzland Druck GmbH &Co. KG, Staßfurt